〈香り〉はなぜ脳に効くのか

アロマセラピーと先端医療

塩田清二 Shioda Seiji

NHK出版新書
385

はじめに

トレッキングやハイキングに出かけて、森の香りを嗅いでリフレッシュするという人は多いでしょう。街中を歩いていて、おいしそうな料理のにおいが漂《ただよ》ってくると急に空腹感を覚えた……という経験もあるのではないでしょうか。リラックスや安眠を促すために、部屋の中でアロマ（精油）を香らせる習慣も広まってきました。反対に不快なにおいを感じるとその近くには立ち入らないようにしたり、食品のにおいで腐敗を察知したり、気持ち悪くなったりもします。

このように、私たちはにおいを嗅ぐと「体や心がなんらかの反応をする」という体験を日常的にしています。また、こうした体験に基づいて、スパイスや薬味を用いて食欲の増す調理をしたり、眠気覚ましにミントガムを噛んだりと、香りの作用を当たり前のように普段の生活に取り入れています。

においの作用をヒトは古くから活用してきました。多くの宗教で、香《こう》は欠かせないものになっています。たとえば、仏教の発祥地であるインドは香木の産地であったことから、香を焚《た》くことで不浄を払うとされて、宗教的儀式で頻繁に用いられてきました。日本で仏壇に手を合わせるときに線香を焚くのも、こうした歴史的背景があるからです。キリスト教では、「ルカ福音書」に一人の罪深き女がイエスの足に接吻し、香油を塗ったことが記載されていますし、イエスの葬儀ではマグダラのマリアが香油を用意したとされていますす。現在でも、カトリックやギリシア正教では振り香炉などを用いて、聖堂内に香りを漂わせたりもします。

歴史上の人物も香りを愛してきました。クレオパトラは香料の貿易で地位を築き、また、寝室に厚くバラの花を敷き詰め、その香りでユリウス・カエサル（ジュリアス・シーザー）やマルクス・アントニウスを誘惑しました。マリー・アントワネットのバラ好きは有名で、ベルサイユ宮殿内にある離宮、プチトリアノンに香りのいいバラをたくさん育て、それらを浮かべたアロマバスを楽しんだという記録が残っています。良いにおい＝〈香り〉を嗅ぐことは日常と非日常を切り換える、スイッチのような役割を果たしていたようです。

では、人間はどのようにして香りやにおいを感じるのでしょう。これは気化した「におい分子」と呼ばれる物質が鼻腔《びくう》内の嗅上皮《きゅうじょうひ》にある粘液層に付着して溶け込み、嗅細胞を介して、嗅神経を刺激して電気信号（神経インパルス）を発生させるからです。その信号が脳の嗅球《きゅうきゅう》へと伝わり、脳が「におい」として感知します。つまり、においは脳、しかも脳の深いところにある部分（視床下部《ししょうかぶ》や大脳辺縁系《へんえんけい》）に直接作用するために、自律神経や内分泌系、あるいは感情や情動行動に影響を与えることが明らかになってきました。

この作用を治療やヘルス&メンタルケアに応用するのがアロマセラピーです。フランスやベルギーでは長らく医療行為として認められているアロマセラピーですが、日本ではまだまだリラクゼーションの一つという認識で、十分に医療分野での活用をされていないというのが現状です。

香りの作用は日本の医療や介護の現場でもようやく活用され始めています。よく知られているのは、花粉症の症状の緩和でしょう。鼻づまりが苦しいときに、ユーカリやティートリーの精油をハンカチに一滴たらし、鼻と口を覆ってそのにおいを嗅ぐと、多くの患者さんで症状の緩和が見られるため、抗アレルギー剤と併用されることが増えてきました。

近年、特に注目されているのが、においが脳におよぼす作用です。たとえば、痛みは傷ついた患部からの信号を受け、脳が痛みを感じる物質や痛みを増す物質を産生します。つまり、痛みのもとは脳なのです。そのため、がん性疼痛《とうつう》など、これまでの西洋医学では改善が難しかった「全身の苦痛」や「全人的苦痛」といった、トータルペインをやわらげるターミナルケア（終末期医療）にも、アロマセラピーの活用が始まっています。

こうして脳に直接作用するにおいの働きが解明されるにつれ、最近の研究では認知症患者が精油のにおいを嗅いで、認知機能を改善できることがわかってきました。認知症患者の多くは、早期から嗅覚の衰えが見られます。脳の神経細胞（ニューロン）で数少ない再生されるものの一つが嗅神経です。どうやら、外部からのにおい刺激を与えると、脳の衰えた部分、あるいはその周囲に働きかけるようなのです。なぜなら、重度のアルツハイマー病患者では海馬《かいば》の萎縮や神経細胞死が起こっていますが、こうした患者さんでも認知機能改善が見られるからです。このことから、におい刺激が脳の神経細胞の活性化、さらには神経再生に結びつく可能性が期待され、研究が盛んになってきています。

とはいえ、〈香り〉が脳におよぼす作用のメカニズムについては、ようやく入り口に立ったところともいえます。一九九一年、リチャード・アクセルとリンダ・バックが嗅覚受容体遺伝子を発見し、二〇〇四年にノーベル生理学・医学賞を受賞しました。ここから嗅覚と脳の関係の研究が急速に進み始めましたが、〈香り〉の脳におけるメカニズムはまだまだ解明されていないといってもいいかもしれません。なぜかというと、化学物質としての「におい分子」の分子構造は明らかになっているのに、その分子からの刺激を嗅神経がどのように伝え、脳がどう読み取るのかという仕組み《メカニズム》には、謎が多く残っているからです。

こうした〈香り〉と脳の関係の最新研究を、一般の方々にわかりやすくお伝えするのが本書の目的です。香りが脳におよぼす作用は想像以上に大きく、また、体に吸収されるのは微量であるため、経口投与の薬剤に比べると内臓や人体への副作用も少ないということもわかってきました。香り＝精油の芳香物質の作用は今後、医療への応用や生活の質向上において期待される分野です。信頼できる科学的根拠《エビデンス》に基づいた論文も次々に発表されています。本書では、科学的根拠に基づき、医療分野で導入が進んでいるアロマセラピーについても紹介していきます。

〈香り〉がヒトの体と心におよぼす作用について、ぜひ理解を深めていただければ幸いです。

二〇一二年七月

塩田清二

〈香り〉はなぜ脳に効くのか～アロマセラピーと先端医療　目次

＊本書掲載の医療施設、販売会社の連絡先は、二〇一二年七月現在のものです。

第一章　嗅覚のメカニズム

～ヒトはどのようにして〈香り〉を感じるのか

1　においを感じる「仕組み」を知る

感じる「におい」と感じない「におい」

私たちのまわりには様々なにおいがあります。洗い立てのシーツやタオル、淹《い》れ立てのコーヒー、花や草木の香り、そして、無味無臭なはずの水や無機物である金属のにおいまで感じるときがあります。では、どうやって多様なにおいを感知しているのでしょう。

「鼻で感じ取っているに決まっているじゃないか」とおっしゃる人がいるかもしれません。それは、半分は正解ですが、鼻だけではにおいを感知することはできません。どういうにおいかを識別するのは、脳の嗅覚野《きゅうかくや》です。そこで、まずは私たちがにおいを感じ取る仕組みを知ることから始めましょう。

「においのもと」は空気中に漂っている、目に見えないほど小さな揮発《きはつ》性の分子です。この揮発性分子は、発するものによって分子の形が異なっています。そして、化学式にするとわずかな違い、あるいは構成要素は一緒でも結合の仕方（立体的な形）が異なるだけで、私たちは別なにおいと認識します。

やっかいなことに揮発性分子であっても、においと感知しない物質もあります。たとえば都市ガスのにおい分子をヒトはにおいとして感知しません。においがないとガス漏れに気づかず事故につながるので、異臭と感じるにおい物質を人工的に加えてあるのです。

なぜ感じるにおい分子と感じないにおい分子があるかというと、それは嗅細胞にある嗅覚受容体（細胞表面にある検知器のようなタンパク質）がキャッチできるかどうかの違いなのです。におい分子は分子構造の違いで約四〇万種類あると言われていますが、人間の嗅細胞がキャッチできるのはその中のわずか三〇〇〇～一万種類で、イヌの一〇〇万分の一程度です。人間は進化の過程で、大脳皮質を発達させ、嗅覚に全面的に頼らずとも危険を察知したり、回避する能力を身につけました。そのため、ほかの動物より嗅覚が退化したと考えられます。

「におい」の研究はヒトの脳の働きを知ること

私がにおいの研究を始めたきっかけは、においによってどのように食欲がわくのか、そのときに脳の機能はどこが活性化しているのか、さらに神経伝達がどのようにして行われていくのかについて、疑問を持ったことに始まります。

それまで視床下部の研究を長年してきて、食欲を調節している場所が脳内の視床下部ということはわかっていたのですが、どのようにして神経が食欲を亢進《こうしん》させるのかについてはまったく不明のままでした。あるとき、味の素ライフサイエンス研究所の鳥居邦夫所長による味覚と脳機能の講演を聞き、嗅覚研究が動物を対象にfMRI（機能的核磁気共鳴画像）という装置を使って可能かどうかを検討しました。幸いにも当時、山田朱織先生（16号整形外科院長）が、私の研究室で嗅覚の脳高次機能を研究中でしたので、鳥居先生にfMRIを用いた共同研究をお願いし、快諾をいただけたのです。山田先生は約二年間、味の素の研究所で近藤高史博士（現京都大学農学部）の指導のもとで嗅覚研究を行い、においと脳機能についての実験結果をまとめ、論文にしました。*1

それまでの嗅覚研究は、「においの脳内への伝達」について動的に調べるツールがなかったため、いろいろな推測でものを言っていたように思われます。それに対し、fMRIというのは脳のどこが活性化しているかを動的に知ることができるのです。

fMRI装置を使ったにおいの解剖学的実験でわかったことは、従来の常識を覆すものでした。実際に、におい刺激によって引き起こされる、脳内のいろいろな部位の活動を可視化できたことから、においが嗅球から嗅索《きゅうさく》、扁桃体《へんとう》、視床下部、海馬、視床などを経て大脳皮質の嗅覚野まで情報伝達される道筋が明らかになりました。今後はさらにこれらの部位の神経細胞がどのようにして活性化するのか、あるいは活動が調節されるのか、物質レベルあるいは分子レベルで解明されると考えられます。

以上は動物を使った実験でわかってきたことですが、現在私たちの研究室では、においをヒトに嗅がせ、fMRI装置を使って脳機能の画像化を行っています。この研究は端緒《たんちょ》についたばかりですが、将来的にヒトの脳内における「においの情報伝達機構」を解明することが可能となり、さらに認知症などの患者さんの脳機能についても解析することができるでしょう。認知症の患者さんは嗅覚が障害されている場合が多いのですが、その原因を探り、さらに精油のにおいで脳機能を活性化し、記憶の改善などもはかれるのではないかと考えています。

「におい」が脳に達するメカニズム

それでは、においが脳に到達するまでのプロセスを見てみましょう。

鼻腔の奥上部には嗅覚を感じる嗅覚器が存在します。大気中に漂うにおい分子は鼻から吸い込まれ、鼻腔の上部に到達すると、嗅上皮《きゅうじょうひ》に作用します（図1-1と1-2）。嗅上皮にはにおいを識別する特殊な神経細胞である嗅細胞が、一〇〇〇万〜二〇〇〇〇万個ほどびっしりと並んでいます。この嗅細胞の、鼻腔内に突出した頂部にはふくらみ（嗅小胞）があり、嗅腺（ボーマン腺）から分泌される粘液ににおい分子が溶け込みます（図1-1）。

さらに鼻腔粘液中には、一つの嗅細胞から二〇本ほどの嗅小毛《きゅうしょうもう》が出ており、におい分子はこの嗅小毛と接触します（図1-2）。嗅小毛表面には嗅覚受容体があり、嗅覚受容体とそれを活性化するにおい分子が結合すると、嗅細胞の細胞膜にあるイオンチャネル（イオンの通路）が開き、細胞は脱分極して電気信号（神経インパルス）が発生します。もともと細胞の外と中は電位差があり、中がマイナスに帯電（分極）していますが、この電位差が反対の方向に動くことを「脱分極」といいます。こうして生じた信号は嗅神経を経て、脳の底の部分にある嗅球（一次ニューロン）へ伝わり、シナプス（神経細胞どうしの接点、伝達部）を介して二次ニューロン（嗅索）へと伝達されるのです。

嗅上皮から出た神経突起（軸索《じくさく》）は、集合して二〇数本の嗅神経の束として篩骨篩板《しこつしばん》に無数に開いている小さな穴を通り、嗅球の糸球体《しきゅうたい》というところで神経細胞とシナプスを形成します（図1-1と図1-3）。

ちょっと複雑なようですが、わかりやすく表現すると、目に見えないほど小さく、ふわ

図1-1　鼻腔と嗅上皮*2

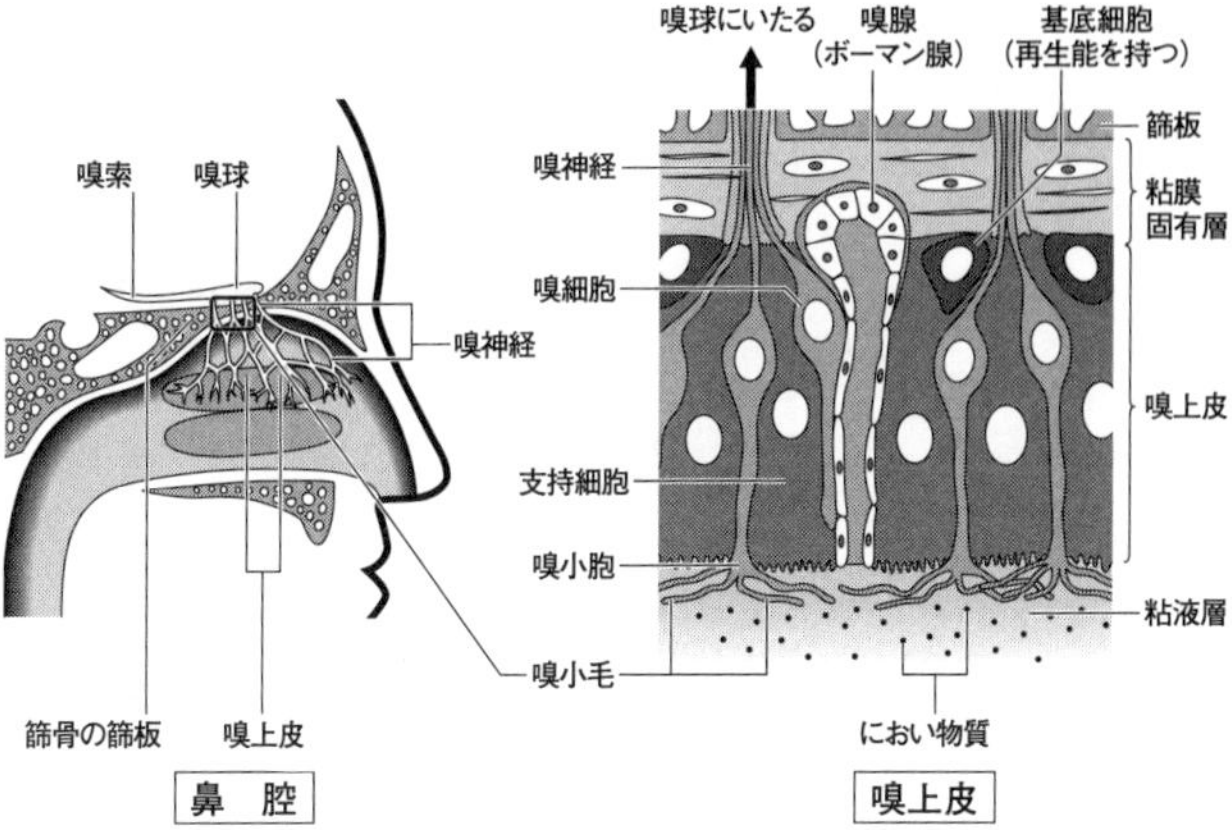

図1-2　嗅上皮にある嗅細胞の模式図*3

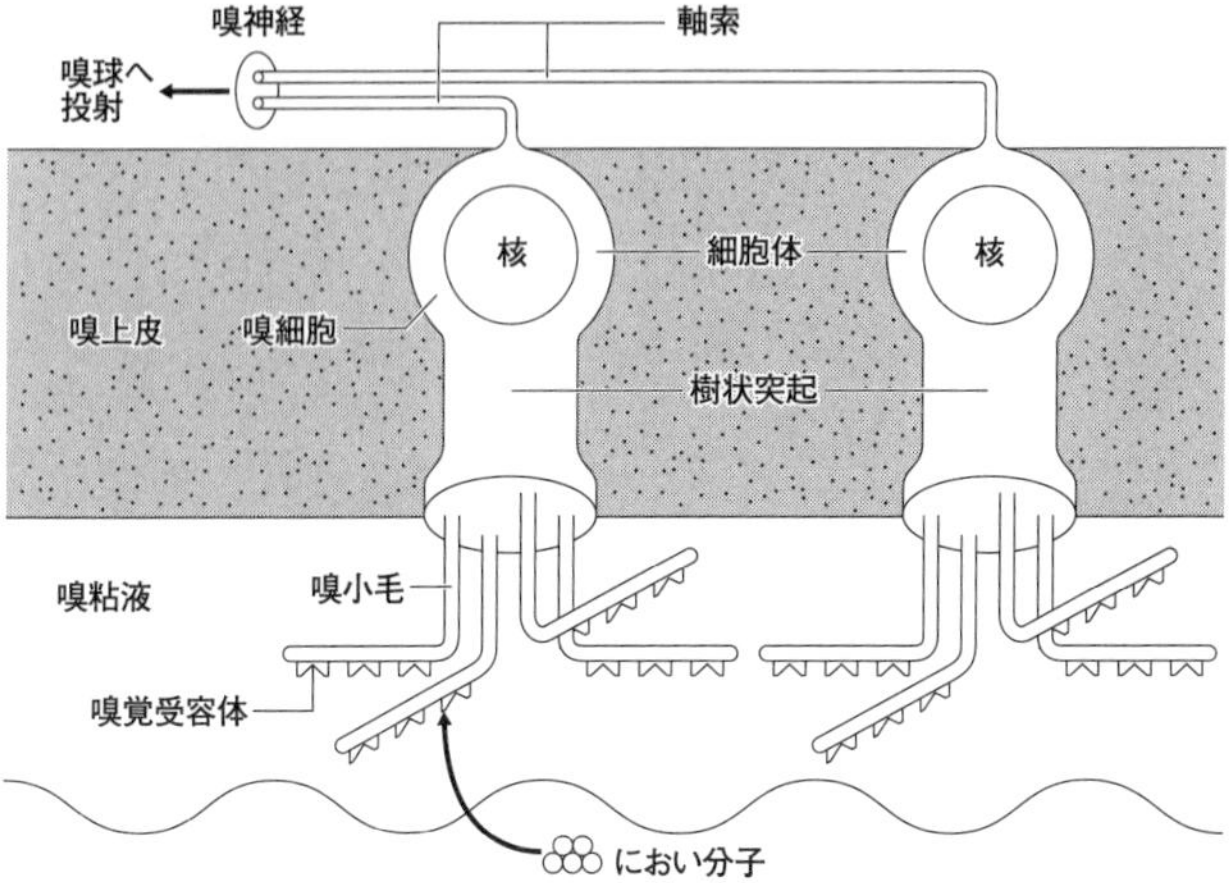

図1-3　嗅覚の中枢神経路*4

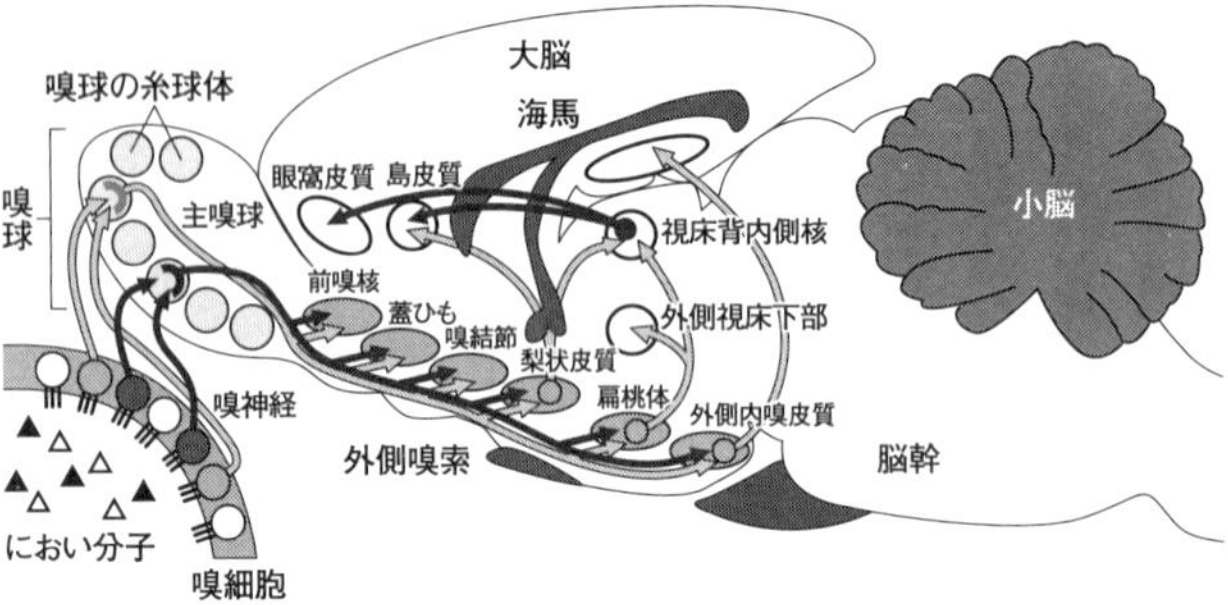

ふわと空気中を漂っているにおい分子が鼻の奥にある嗅覚受容体にカチっとはまると信号を発信。その信号が、脳の底の部分にある嗅球を経て、梨状《りじょう》皮質、扁桃《へんとう》体、視床下部、大脳皮質嗅覚野（眼窩《がんか》皮質）へと瞬時に伝わり、最終的には信号、つまり、においの感覚が嗅覚野で生じて、においの種類が識別されると考えられています。

「におい」はどのようにして電気信号に変換されるのか

それでは、におい分子をキャッチした嗅覚受容体が、どのように電気信号に変換するのかを見てみましょう。

嗅小毛には、細胞表面に嗅覚受容体であるGPCR（Gタンパク質結合型受容体）が存在します。このGPCRには、その細胞膜を貫通する部位と、細胞内部の両方につながる形でGタンパク質（GTP［グアノシン三

図1-4　嗅細胞での信号変換の分子機構*5

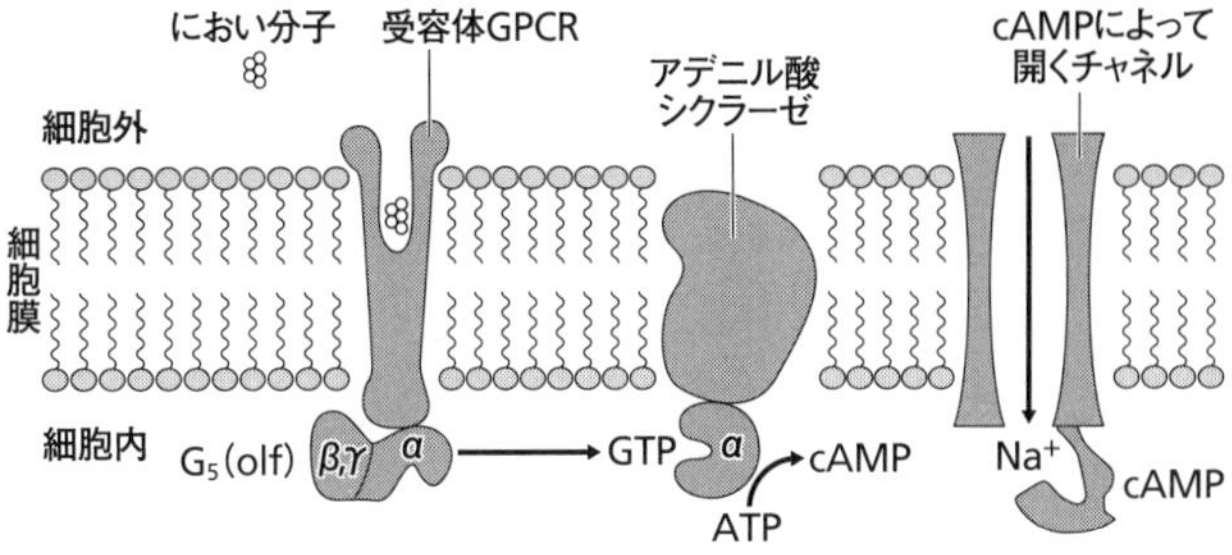

リン酸」結合タンパク質）が結合しており、このＧタンパク質は、におい情報を細胞内の生化学的な反応へ切り替える重要な役割を担っています。そして、嗅細胞内にあるＧタンパク質は嗅覚（olfactory system）の頭三文字と組み合わせて「Golf」と名付けられています。

　嗅覚受容体ＧＰＣＲににおい分子が付着すると、このGolfを活性化し、細胞内にあるＧタンパク質のアルファサブユニットが分離して（図1-4内のα）、細胞膜に存在するアデニル酸シクラーゼという物質に結合します。この作用によりセカンドメッセンジャー（におい分子のように受容体に結合する第一の信号物質に対し、細胞内の信号伝達のために使われる第二の物質のこと）として知られているサイクリックＡＭＰ（ｃＡＭＰ、サイクリックアデノシン一リン酸）が次々と産生され、嗅細胞の中のｃＡＭＰ濃度が上昇します。すると、この細胞質中で産生されたcAMPは、同じ嗅小毛の表面膜にある陽イオン（図ではナトリウムイオン）チャネルに結合します。

その結果、この細胞膜に存在する陽イオンチャネルが活性化して開かれるため、ナトリウムやカルシウムなどの陽イオンが細胞外から細胞内に向けて流入し、細胞膜が脱分極することで、嗅細胞が興奮して電気信号が発生するのです。このように、鼻腔から入ったにおい分子の信号が嗅細胞を活性化して電気信号に変換され、その電気信号が嗅細胞から出る神経突起（軸索）を伝わって脳内（嗅球）に流れ込んでいくのです。

Gタンパク質は嗅細胞以外の細胞内にも存在し、シナプスにおける化学伝達、ホルモン作用、視細胞における光受容など、様々な生体反応のスイッチのような働きをします。また、においとの関係は明らかになっていませんが、アルコール依存症や糖尿病、ある種の下垂体のがんなどはGタンパク質の機能不全が原因の一つと考えられており、信号の伝達経路やメカニズムの研究が進むと、治療や予防につながっていくかもしれません。

GPCRおよびそのリガンド（特定の受容体に特異的に結合する性質を持った物質）は、種々の機能に関与しており、創薬（新しい薬の開発）の標的として医薬の分野では大変注目されているものです。現在使われている薬剤のおよそ四〇％は、これらに関係していると言われています。ちなみに、Gタンパク質を発見したアルフレッド・ギルマンとマーティン・ロッドベルは一九九四年に「Gタンパク質およびその細胞内情報伝達に関する研究」でノーベル生理学・医学賞を受賞しています。

脳を守るための強固な「関所」

少々複雑な説明になってしまいましたが、におい分子がスイッチを押して、脳への回路を開くと考えるとわかりやすいかもしれません。脳が情報として受け取るのはにおい分子そのものではなく、神経インパルス（電気的興奮信号）です。

鼻が「におい」と感じる分子は、揮発性の化学物質です。におい分子がそのまま脳に届けられてしまったら、常に脳は化学物質にさらされているようなもので、あっという間に有害な化学物質で脳細胞が破壊されてしまいます。たとえば、微量だと「いい香り」と感じる芳香化合物でも、ある一定量を超えると気持ち悪くなり、「窓を開けて、空気を入れ換えたい」「新鮮な空気の場所に移動したい」と感じるのは生体防御反応なのです。

私たちの体は様々な危険にさらされています。こうした危険から人体でもっとも大切な脳を守るために、何重もの「関所」が設けられているのです。その最初の関所の一つが、「いいにおい」「不快なにおい」という、きわめて感覚的な認知なのかもしれません。

鼻腔内の粘液（つまりは鼻汁です）に吸着した「におい分子」は、嗅覚受容体に付着しないとGタンパク質（Golf）を活性化させません。

ヒトの嗅覚受容体は他の哺乳動物と比べて格段に数が少ないので、脳に届く情報が大幅に絞られます。さらに、このGタンパク質がつくるcAMPの濃度が一定以上上昇しないと、陽イオンが細胞内に流入しないので、脳への神経インパルスを通しません。つまり、神経インパルスという情報だけになっても、いくつもの関所で「通ってよし！」というお墨付きがないと脳には届けられないのです。

また、「におい分子」は神経インパルスとなって「情報」として脳に届く場合と、毒性のある揮発性物質の分子が脳脊髄液に溶け込み、脳に甚大なダメージを起こす場合があることを知っておいてください。シンナー中毒がその代表例です。

脳は頭蓋骨の中で髄膜に保護されています。そして、髄膜の内部では、脳は脳脊髄液に浮かんでいるので、よっぽどの衝撃を受けない限り脳が傷つかないようになっています。しかし、シンナーなどの揮発性の有機溶媒は、におい分子として鼻腔を通り、嗅覚受容体→嗅細胞という経路とは別に、鼻孔と脳（嗅球）の間にある篩骨篩板の小孔を通して直接分子が脳内に入り込み、脳脊髄液に溶け込んで、中枢神経を麻痺させます。そのため、少量を吸引しただけでも酔っ払ったような状態になり、やがて、頭痛や吐き気をもよおし、重症になると運動機能異常や意識障害が起こって、呼吸困難から死にいたることもあります。

本来、脳には血液脳関門（体の血管と脳の血管の間にある関所のようなもの）という有害な物質を入れないための防御システムが備わっていますが、シンナーやアルコール、麻薬など、有害物質にもかかわらず、容易に通ってしまうものがあります。これらは少量であれば多幸感や酩酊《めいてい》感をもたらしますが、長期にわたると脳神経細胞の細胞死を早めます。

現在、脱法ハーブが問題となっていますが、ハーブの中に混入させるものとしてカンナビノイド（大麻に含まれている化学物質の総称）があり、それを吸引すると陶酔作用が起こり、多幸感や鎮痛あるいは幻覚などの精神神経反応を引き起こします。これは、脳の扁桃体にあるカンナビノイド受容体（ＣＢ１）を介して起きるといわれています。

脱法ハーブに含まれているのは合成カンナビノイドで、大麻の薬理成分であるテトラカンナビノール（ＴＨＣ）を模倣した合成物質です。ＴＨＣにはエイズや多発性硬化症などの症状緩和作用があるため、医療にも用いられています。しかし、合成ドラッグとして製造されているものは正式な治験を経ていないため、人体への影響は未解明な部分がきわめて多いのです。また、有機化合物全般にいえることですが、わずかな分子構造の違いで作用および毒性が大きく異なります。このようなことから、合成カンナビノイドは大麻と比較して依存性や毒性が高い可能性があり、そのため、幻覚などの精神反応が強く発現すれば、突然の飛び込みや自殺などにつながる恐れがあるのです。

2 なぜ何千種類ものにおいを嗅ぎ分けられるのか

「鍵穴」と「鍵」？――嗅覚受容体とにおい分子

こうした嗅覚のメカニズムがわかってきたのは、この十数年です。一九八〇年代には、におい分子の刺激によって電気信号が発生することはわかっていましたが、なぜにおいが識別できるのかの仕組みはわかってはいませんでした。しかし、一九九一年にコロンビア大学のリンダ・バックとリチャード・アクセルが嗅覚受容体遺伝子を発見[*6]してからは、香りがおよぼす脳への作用の研究は加速化します。

現在では、ヒトでは約三五〇種類、マウスでは約一〇〇〇種類の嗅覚受容体遺伝子の存在が明らかにされています。嗅覚受容体とにおい分子は「鍵穴」と「鍵」のような関係です。鍵穴に合った鍵でないと扉は開きません。それと同じで嗅覚受容体という「鍵穴」ににおい分子という「鍵」がカチっとはまったとき、脳に届く電気信号が発生します。ですから、マウスやイヌがにおいと感じる揮発性物質であっても、ヒトの嗅覚受容体の「鍵穴」にはまらない分子だと、においとして感じられないのです。そして、その鍵穴にあたる受容体（タンパク質）をつくる暗号の役目を担《にな》っているのが嗅覚受容体遺伝子です。

脳の中の「におい地図」

におい分子は、鼻腔の奥に存在する、嗅細胞から出た嗅小毛の細胞膜上に発現する嗅覚受容体で受容され、その情報は嗅神経（一次ニューロン）を介して脳のもっとも前方に位置する嗅球へと伝えられます。多種多様なにおい分子の情報がどのようにして嗅球で仕分けられているのか、今までその実態についてはよくわかっていませんでしたが、最近の嗅覚研究により、脳には「におい地図」があることが明らかになってきました。

嗅細胞の細胞体（細胞の本体部分）から伸びる神経の突起（神経突起には軸索と樹状突起と

いう種類があり、この場合は前者）は、一群のガイド分子によって、嗅球にある糸球体と呼ばれる構造物へ空間特異的に導かれます。これまでの嗅覚の研究によって、個々の嗅細胞は嗅覚受容体を一種類だけ発現していることがわかっています。そして、同じ種類の受容体を発現する嗅細胞の軸索は、嗅球表層の空間的に決まった位置にある少数の糸球体に集束します。つまり「一糸球体に一嗅覚受容体」というルールにのっとって、脳に「においの何丁目何番地」という空間配置が行われ、「におい地図」がつくられているのです。この「におい地図」は、東京大学医学部の森憲作教授（生理学）を中心とした研究によって明らかになってきています[*7]。

また、このガイド分子をコード（指定）する遺伝子に有害な変異が生じると、嗅覚系の神経回路が乱れ、重度の嗅覚の発達障害につながる恐れがあることも動物実験でわかりました。

地図づくりの「道案内役」

最近、理化学研究所の研究チーム（吉原良浩チームリーダー）は、においを感知する嗅覚神経系で正確な「におい地図」を形成するために欠かせない役割を果たす、神経軸索ガイド分子「ＢＩＧ－２」を発見しました。[*8]

一九九一年のバックとアクセルの嗅覚受容体遺伝子群の発見以来、嗅覚研究は飛躍的に進んだものの、鼻から脳への神経回路の形成・維持の働きをする分子についてはほとんどわかっていませんでした。しかし、吉原研究チームはマウスによる実験でＢＩＧ－２が嗅神経でモザイク状に発現し、その発現強度と嗅覚受容体遺伝子の選択に密な対応関係があることを突き止めました。ＢＩＧ－２が嗅覚神経回路の形成のステップで、最終的に嗅球のどの糸球体へと集束させるかをガイドしていることが明らかになったのです。さらに、ＢＩＧ－２遺伝子が欠損したマウスでは、嗅神経が誤った場所に投射（軸索がほかの神経細胞などに伸びてつながること）してしまう神経ネットワークの異常も報告しています。いわば、ＢＩＧ－２はにおいの情報を正しい住所（脳の部位）にきちんと届ける「道案内」のような役割を果たしているといえるでしょう。

ＢＩＧ－２のほかにもＫｉｒｒｅｌ２／３やＯＣＡＭなど複数の嗅神経ガイド分子の存在が判明しています。これらの組み合わせと発現強度によって脳内の神経配線が形成・維持されています。嗅覚系はにおいという「入力」が、記憶や情動、危険回避などの行動という「出力」と直接結びついています。その神経回路形成のガイド役であるＢＩＧ－２の働きの研究はこうした行動と神経ネットワークの関係を知る手がかかりとなります。

異なるにおいを嗅ぎ分けるための「カギ」

現在わかっている、人間の嗅覚受容体の遺伝子数は約三五〇種です。それなのに、なぜ、三〇〇〇〜一万種のにおいを識別できるのでしょうか。

バックとアクセルは、単一の嗅神経細胞には一種類の嗅覚受容体が発現し（「一細胞‐一受容体ルール」）、また、同じ受容体を発現する嗅神経は数万から数十万あるが、それらから出た軸索はすべてある特定の嗅球の糸球体に集まっていることも発見しました（「一糸球体‐一受容体ルール」）。もし単一の神経に複数の受容体が発現するならば、それぞれの受容体が受け取るにおい分子は違うのに、同じにおいとして処理されてしまう可能性がありますが、一つの神経に一つの受容体しか発現しないため、違うにおい分子を細胞レベルで正確に区別できるのです。また、同じ受容体を発現する神経はある特定の場所に集まっているため、信号が混ざり合うことなく正確に二次ニューロンへと伝達されるのです。

さらにその後の研究で、ある特定の嗅覚受容体は単一のにおい分子だけを受容するのではなく、複数のにおい分子を異なる親和性で認識しており、逆に、ある特定のにおい分子は異なった嗅覚受容体によって異なる親和性で認識されていることが明らかとなりました。この受容体の組み合わせパターンこそが、多種多様なにおいを嗅ぎ分けるための「カギ」となっているのです。つまり、私たちがにおいを感じるとき、一つのにおい分子は複数種の嗅細胞で受容され、嗅球の特定の場所に運ばれますが、その行き先が複数となるため、何通りもの神経の組み合わせが可能となります。また、においの濃度が異なると嗅覚受容体の認識部位も異なるため、同じにおい成分であっても濃度が違うと「異なったにおい」として嗅球の糸球体で判断されるのです。

こうして、それぞれのにおい分子の化学構造に対応した個別の「におい地図」を脳内に形成することで、「○○のにおい」と識別できるのです。たとえば、同じ柑橘系であってもグレープフルーツとミカンの違いがわかるのは、それぞれに含まれている数十種類以上のにおい分子の化学構造やその物質の比率などによって、それぞれ個別の「におい地図」を構築し、識別しているからです。

3　においはダイレクトに脳に働きかける

においを嗅ぐと脳の血流が増える？

さて、におい分子が鼻腔内の嗅覚受容体と結合し、それが信号となり脳に伝わっていく仕組みはご理解いただけたかと思います。それでは次に、信号を受け取った脳がどのような反応をするのかを見ていきましょう。

実はこの脳の反応を調べることは、少し前まではきわめて困難でした。脳の働きを調べるには、かつては電極をつなげて電位の変化を測定することしかできませんでした（脳電図、脳波）。脳波を測定するには頭皮上に電極を置いて行う頭皮上脳波と、頭蓋骨を切開して行う頭蓋《とうがい》内脳波の大きく二種類がありますが、前者ではにおいを嗅いだときの脳の反応はわずかなので、正確に読み取れないことが多かったのです。また後者では、麻酔をすると脳の機能が低下し、きちんと信号を測定することが困難であるからです。

そこで、私たちは二〇〇三年から、動物専用のｆＭＲＩ装置を用いて、ラットの脳内がどう変化するのかという実験を行っています。ｆＭＲＩと人間ドックでおなじみのＭＲＩ

との違いは、後者が構造画像しか得られないのに対し、前者は人間や動物の脳や脊髄の神経細胞の活動にともなった血流動態反応（つまり、活動状態）を視覚化できることです。

神経細胞は活動するとき、酸素を消費します。酸素を運ぶのは血液中にあるヘモグロビンですから、神経細胞が活性化すると酸素消費が増加して脳血流が増えます。そのときの組織内の酸化されたヘモグロビンと非酸化ヘモグロビンの比率を計算し、その変化量をfMRIによって画像化すれば、どの部分の神経細胞が活動しているか、すなわちどの部位が活性化しているかがわかるのです。

真正ラベンダーの精油の香りを嗅いだとき、ラット嗅球の血流（MR信号強度で示されます）がどう変化したのかを調べると、一分後には外側《がいそく》の血流が減少し、腹側《ふくそく》が増加しました[*9]（図1-5）。どのマウスでも同様の反応が見られるため、同じにおいを嗅いだとき、嗅球の同一部位が活性化あるいは抑制されることがわかります。

また、レモン精油の香りを嗅いだときは、ラットの前脳の内側部と腹側部の血流が抑制されました[*10]（図1-6）。この部位は副交感神経を司《つかさど》っていますから、副交感神経が抑制されることで交感神経優位となり、体が活発な状態へとシフトしていると推測されます。

この実験で八種類の精油の香りと、三種の基準臭のにおい刺激に対するラットの脳応答

図1-5　ラットの脳の血流変化fMRI画像（真正ラベンダー）

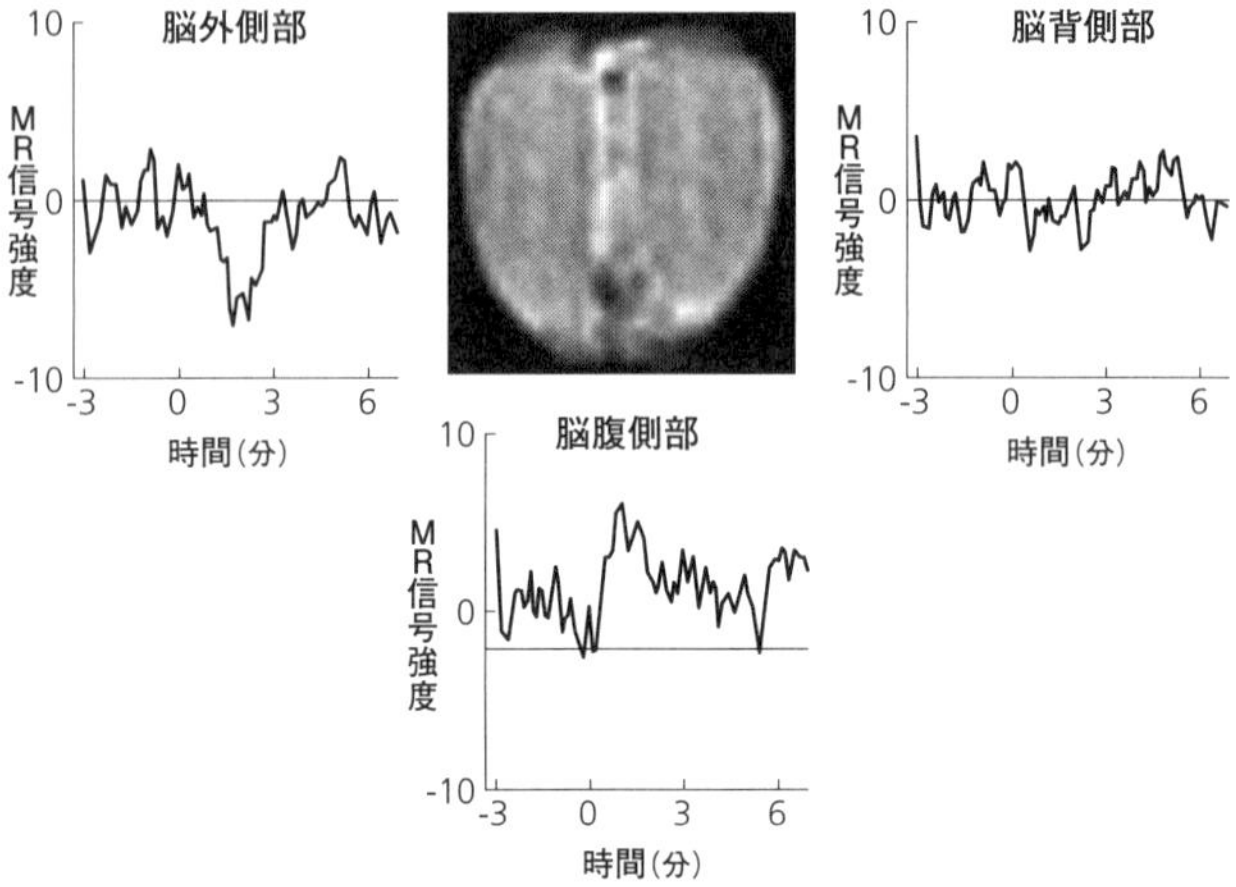

を観察したところ、満腹中枢、摂食中枢への血流量も変化しました。特に、ジンジャー（ショウガ）やティートリーの精油は、視床下部の外側野（摂食中枢）の脳血流量を顕著に増大させることが明らかになりました。

確かに中華料理屋さんの店の前を通ったときに香ばしいショウガのにおいが漂ってくると、とたんに空腹を感じたりします。また、暑さで食欲が減退しているようなときに、ショウガやスパイスの香りを嗅ぐと食欲がわいてくることも、私たちはなんとなく日常の生活で認識していますが、ラットでもヒトと同じようなことが起きているとは大変興味深いものです。これは、にお

図1-6　ラットの脳の血流変化fMRI画像（レモン）

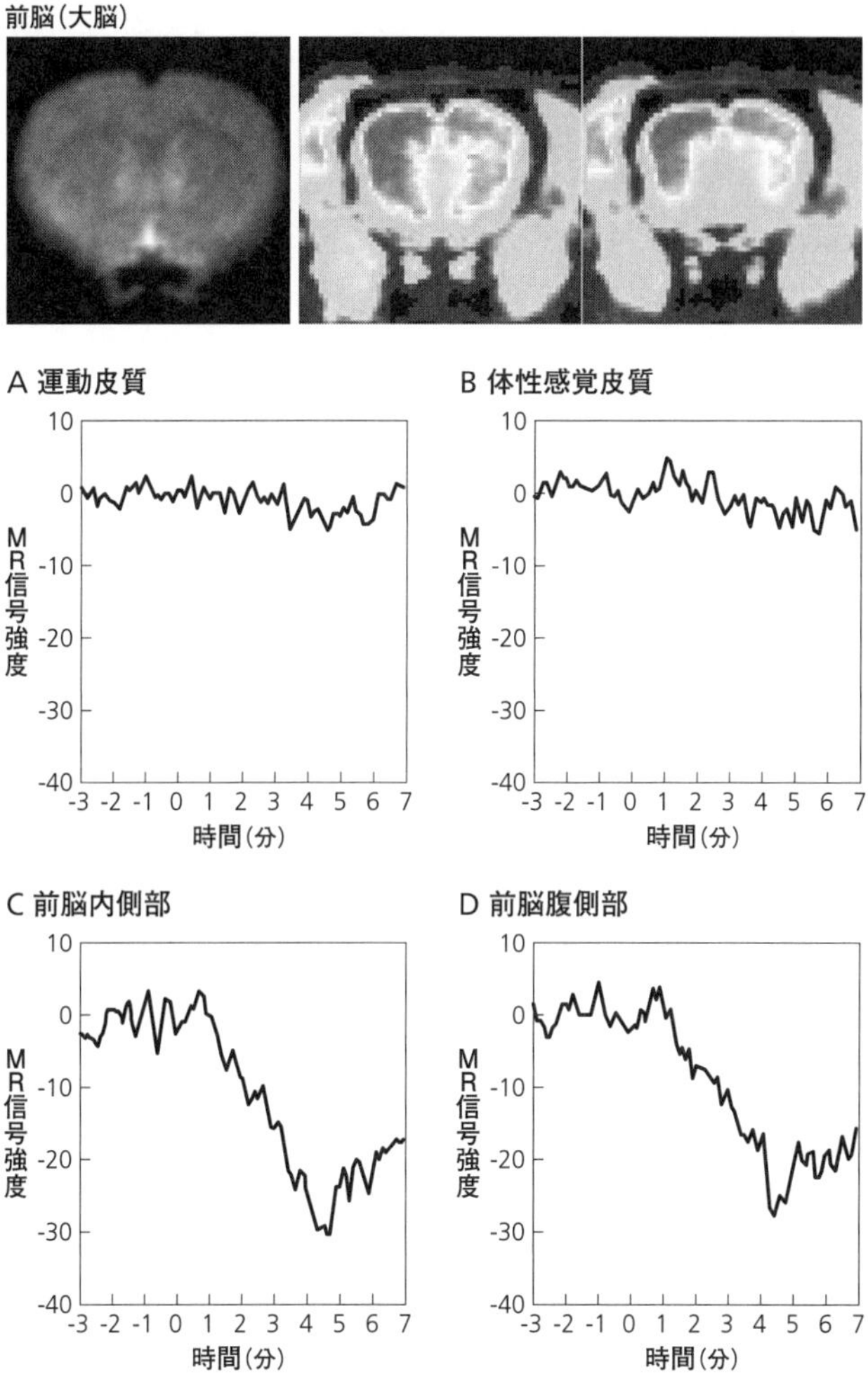

いと食欲には密接な関係があることを示唆しています。

また、においの種類によって反応するラットの脳の部位が異なることもわかってきました。動物実験で明らかになったことは、ヒトの脳内でも同様なことが起きている可能性を示唆するものと思われます。そこで現在、私たちの研究室では、ヒトを対象に、においの種類によって脳内の血流量の違いが生じるかどうか、また食欲を調節するにおいはどのようなものなのか、動物とヒトで異なるのかなど、fMRIを使って調べています。日本では近年、摂食障害による拒食症の若い女性の患者さんが増えているという報告もあります。ヒトにおいて、どのようなにおいを嗅ぐと食欲増進、あるいは減退作用があるかがわかってくると、臨床応用研究への道が広がっていくと考えられます。

生死を左右する「におい」の情報

嗅覚だけでなく、視覚、聴覚、触覚、味覚の「人間の五感」と呼ばれる感覚刺激は、すべて神経インパルスに変換されて脳に伝達されます。しかし、その伝達のプロセスがもっとも短いのが嗅覚なのです。

視覚では、網膜が光をとらえると神経インパルスに変換され、視神経を通って脳に伝わっていきます。その過程で右目の視覚像は左脳へ、左目の視覚像は右脳へと半分ずつ交叉して伝達され、それぞれの大脳皮質の一次視覚野に情報が送られます。ここで色や形、動きなどがそれぞれ別々に処理された後に、同じく大脳皮質の頭頂連合野と側頭連合野で統合され、初めて視覚として認識されるのです。

また聴覚では、外にむかって広がった耳介《じかい》で集められた音波が、外耳を通って鼓膜を振動させます。その空気振動が三種類の耳小骨《じしょうこつ》で増幅され、さらに蝸牛《かぎゅう》という器官で空気振動から液体振動に変わり、ここでようやく神経インパルスに変換されて蝸牛神経を通じて、中脳・視床を経由して左右それぞれの側頭葉の聴覚野に到達します。

それに比べると、嗅覚は鼻腔内ににおい分子が付着して嗅覚受容体と結合した瞬間に神経インパルスに変換され、嗅神経を介して脳へ情報が伝わります。

なぜ嗅覚は神経伝達のプロセスが他の感覚に比べて短いのか、正確な理由はわかっていませんが、もしかすると動物が生き残っていくために最速で判断せねばならないのが「においい」なのかもしれません。たとえば、捕食される危険性のある動物のにおいは、いち早く察知する必要があります。マウスに猫や狐など、捕食動物のにおいを嗅がせると、たちどころに身をすくませ、隠れようとします。また、多くの動物は自分のにおいをあちこちに残して（マーキング）縄張りを守ろうとしますし、相手のにおいによって自分より強いかどうかを判断します。また腐敗したり、有害物質が含まれているなど、生命に関わる食物も、においによってある程度は識別できます。

危険を察知・回避するだけでなく、子孫を残すための繁殖行為も相手のフェロモンを嗅ぎ取って決定しています。ちょっと脇道にそれますが、フェロモンは哺乳類だけでなく、昆虫や微生物も発しています。昆虫ではフェロモンが嗅覚受容細胞に達すると、ステレオタイプの行動（たとえば性フェロモンを受け取ると交尾行動をするなど）を引き起こしますが、哺乳類のフェロモンやフェロモン様《よう》物質は必ずしも行動と直結しないようです。

コラム❶ イモリのフェロモン「ソデフリン」

両生類のアカハライモリですが、雄は雌を嗅ぎ分けて、相手が雌とわかると雄は雌の頭のほうに回ってその進路をさえぎり、雌の鼻先で尾を細かく振って求愛行動をすると言われています。このとき、雄は総排出腔（大小便、卵・精子などの排出腔で、イモりでは尾の穴）から雌を刺激するフェロモン（ソデフリン）を分泌して雌を誘います。

ちなみに、このソデフリンというフェロモンは、万葉集の額田王《ぬかたのおおきみ》の「茜《あかね》さす紫野行き標野《しめの》行き　野守《のも》りは見ずや　君が袖振る」という歌にちなんで命名されており、一九九五年に発見された脊椎動物で初めてのペプチドフェロモンです。このフェロモンの発見者は、早稲田大学名誉教授の菊山栄先生です。[*11] ソデフリンの受容体は鋤鼻《じょび》器官に存在し、プロラクチンやエストロゲンというホルモンによって感受性が高まります。しかし、実際に雄の求愛が雌に受け入れられることは少なく、たいていの雌は雄を振り切るように泳いで逃げてしまうので、雄は新しい雌を見つけては求愛行動をします。

フェロモンの分野で研究が進んでいるのは昆虫で、実にフェロモンに忠実に行動します。すでにファーブルの『昆虫記』で蛾の雌が雄を誘引する様子が描かれているように、性フェロモンの分泌が交尾に直結します。繁殖行動の誘因だけでなく、アリなどの社会性昆虫では、前のアリが道しるべ的にフェロモンを残し、後続のアリたちはそれをたどって一列に行進するのです。また、アリと同様にミツバチが自分たちの巣に戻れるのも、フェロモンによるものとされています。

ヒトにソデフリンのようなものが存在するかどうかはわかっていません。フェロモン香水や媚薬《びやく》香水と銘打って、販売されているフレグランスもありますが、その効果は期待できないでしょう。もしあれば、モテない男性が香水のように自分の体に振りかけて女性を誘惑できるのですが！　一発で異性を惹きつけるにおいがあれば、日本の出生率は急上昇するかもしれません。でもその前に、イモリの雄のように次々に新しい雌を見つけて、へこたれずにアタックし続けるほうが確実だろうと思います。

なぜにおいと記憶は密接に結びつくのか

「プルースト効果」というのをご存じでしょうか。フランスの文豪、マルセル・プルーストの『失われた時を求めて』に登場する主人公が、紅茶にひたしたマドレーヌのにおいをきっかけに幼少時を思い出す描写から名付けられた、においが記憶を呼び覚ます効果のことです。

最近の研究によって、この作用は科学的に解明されつつあります。ラットの脳反応をfMRIで観察した私たちの実験においても、嗅細胞から伝わった信号が嗅皮質を経て、さ

図1-7　ヒトの大脳辺縁系

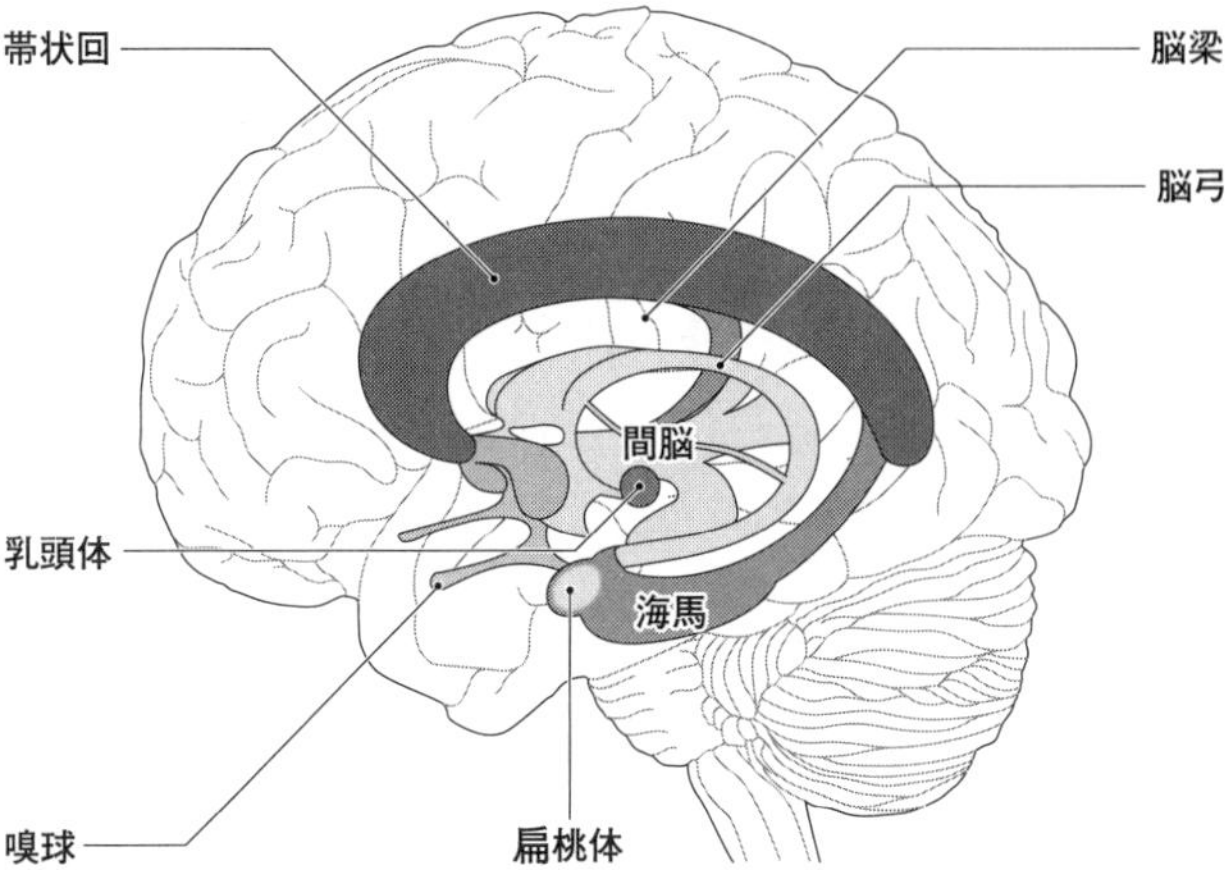

＊扁桃体・帯状回・海馬・乳頭体・嗅球などを大脳辺縁系と呼ぶ

らに海馬を活性化することが認められました。

海馬は直近から過去二年ぐらいまでの近い過去の記憶（短期記憶）を蓄積する器官です。また海馬を通じて、においの情報は大脳皮質に伝わり格納されます。

つまり、においの情報（記憶）は脳のあちこちに格納されており、におい刺激によって、過去にあった「においと結びついた出来事」を即時に引き出す作用があると考えられるのです。また記憶を思い出す回数が多いほど神経経路が強固になり、より正確に思い出すことができます。

記憶は不要な部分が削除されたり、別な情報と結びついて違ったものになったりと、時間の経過によって変化します。においの情報と記憶がどう結びつくかが解明されれば、より有効な記憶術が確立されるかもしれません。

記憶だけでなく、においは情動とも密接な関わりがあります。なぜなら大脳辺縁系（図1－7）の一部である扁桃体は情動反応と記憶固定の働きをし、においの情報はこの扁桃体にも伝達されるからです。扁桃体が司る情動は、原始的かつ本能的であるとされています。ある特定のにおいを嗅ぐと、かつての恋人を思い出して切なくなったりするのは、扁桃体の活性化による情動反応かもしれません。

においは脳に働き、記憶や情動に影響を与えます。詳しくは第三章で説明しますが、精油の香りによって認知症の症状が改善される効果が認められています。

においが脳をよみがえらせる――再生する神経「嗅細胞」

嗅覚系は、記憶・情動・誘引・忌避などの行動と直接的に関係する感覚システムであることが特徴的ですが、いろいろな行動発現へといたる神経ネットワーク基盤を理解するための重要な手がかりになると、今後の研究が期待されている器官でもあります。

細胞の新陳代謝は常に行われていますが、中高年期に入ると、再生される細胞数より寿命を終えて死滅する細胞数のほうが多くなり、臓器の機能がだんだんと衰えていきます。これが、いわゆる老化であり、脳でも同じことが起こっています。

脳神経細胞の可塑性《かそせい》は高齢化が進む先進国において、重要な研究テーマです。脳神経だけでなく、すべての神経には外界からの刺激によって、常に機能的および構造的な変化が起きています。これを「神経の可塑性」と呼びます。誰でも年をとると、物忘れが激しくなります。脳は心身のすべてをコントロールする司令塔ですから、脳神経細胞の可塑性のメカニズムが解明されるようになれば、脳の機能低下やそれが原因の疾患などの予防や治療に応用できると考えられます。

そこで、においが脳に与える刺激が注目されているのです。通常の成人では、脳の神経細胞は再生しないと考えられてきました。ただごくわずかですが例外があり、鼻腔の嗅細胞や海馬の細胞などは神経細胞でありながら再生します。なぜこれらの細胞が成人であるにもかかわらず、再生可能なのかはわかりません。おそらく、神経幹細胞という特殊な再生機能を持つ細胞の性質を、これらの細胞が有しているためであると考えられますが、詳細は不明です。神経の可塑性は、大きく次の三つに区分して考えられています。

①脳の発生時や発達の段階にみられる可塑性。
②老化や障害を受けたときなどに失われた機能が補塡・回復される可塑性。
③記憶・学習などの高次脳機能が営まれるために必要なシナプスの信号伝達能力が、外界からの刺激によって変化ないしは適応することよる可塑性（シナプス可塑性）。

特に脳科学にとっては三番目の可塑性が重要であると考えられています。脳の神経細胞は大脳で数百億個、小脳で一〇〇〇億個ほどありますが、実は生まれたときの数がもっとも多く、個体発生（成長）の過程で自然細胞死（アポトーシス）を起こし、あっという間に減少していきます。一方、細胞が死んで空いたスペースに神経線維が伸長し、他の神経突起や神経細胞体にシナプスを形成するので、生後から幼児になる過程でシナプスが急激に増加して複雑な神経回路を形成していきます。神経細胞の中を通るのは電気信号ですが、神経細胞と神経細胞の間（シナプス間隙《かんげき》）は神経伝達物質によって化学信号に変換されて伝わり、この情報を受け取った神経細胞ではまた電気信号となる、というように、電気信号－化学信号－電気信号という信号のリレーが繰り返され、またたく間に脳の関連する部位に投射（伝播）されて、脳が発達していくのです。

脳内の神経ネットワークはとても複雑に張りめぐらされているので、たとえ一部の回路が断線していたり、細胞死を起こしたりしていても、インターネットのように別な回路をたどって伝達されれば、人間の記憶や行動、感情などが大きく変わることはありません。

脳の神経細胞は頭をぶつけただけで、あるいは、アルコールの摂取や喫煙で簡単に細胞死を起こします。老化や障害によってたくさんの細胞が死に、神経細胞が減少したとしても、外部からの刺激でシナプスが接合する部分を増やせば機能を補完できるのです。また、何度も繰り返し情報が伝わると、その部分が補強されて信号の通りがよくなります。

こうした生理的変化である神経の可塑性は、携帯電話のネットワークにたとえるとわかりやすいかもしれません。ちょっと前は場所によっては電話がつながりにくかったけれど、中継基地が増設されて不便を感じなくなりました。これがシナプスの接合部の増加です。また、電話が集中するとかかりにくくなりましたが、回線の容量を増やして解決できました。これが、シナプスを通過する情報を繰り返すことによる増強です。外部から受ける刺激の中でも、においは脳内の「回線の増設・増強」を促すので、記憶に大きな影響を与えると考えられます。

なぜヒトはくさい食べ物をおいしいと感じるのか

においの刺激と脳神経の可塑性の関係をうかがわせるのは、意外なことに、鼻が曲がりそうにくさい食べ物です。

スウェーデンにシュール・ストレミングという発酵させたニシンの缶詰があります。強烈な腐敗臭に近い発酵臭で、「世界一くさい缶詰」と言われています。また、韓国のホンオ・フェという、冷暗所でエイを発酵させた刺身はきついアンモニア臭がして、慣れない私たちが口にすると刺激でむせてしまうほどです。反対に、私たち日本人がおいしいと感じる納豆やくさや（これは苦手な人が多いかもしれませんが）のにおいを嗅ぐと、多くの外国人は思わず鼻をつまみます。

「くさいにおいのする食べ物」から次の二つのことが想像できます。

そもそも、なぜ「くさい」と感じるものを食べるのでしょうか。ヒトが「くさい」と感じる食べ物のにおいの多くは、食中毒を起こす腐敗臭です。腐敗臭も発酵臭もタンパク質の変性によって発生し、ヒトはこの二つを嗅ぎ分けています。おそらく「毒」ではない発酵臭については、何世代にもわたってこうした「くさい食べ物」のにおいを嗅いでいるうちに慣れていき、そのにおいが気にならなくなる神経の可塑性があるのではないかと考えられます。ヒトの脳には「危険かもしれないけれど、とにかく生きるために食べる」という「がつがつ遺伝子(greedy gene)」が発現しており、まずは生きるために食べるということが優先されるのでしょう。

もう一つは、「なぜ国や地域によってくさいと感じるにおいが違うのか」ということです。これは、嗅球の「におい地図」が人種によって遺伝子的に異なるか、あるいは、食習慣など環境によって遺伝子発現が異なる可能性を示しています。前者は遺伝子そのものが違うこと、後者は遺伝子は同じだがその発現の仕方が違うことを意味します。いずれにせよ、ヒトはにおいを嗅いで、その食べ物を口に入れて、味の記憶を固定させて、神経細胞のつながり方や回路を変化させてきたのではないでしょうか。こうした食べ物の記憶は、いつ、誰と、どういう状況で食べたのかという周辺情報もまた同時に脳内に格納されます。

記憶には、大きく分けて短期記憶と長期記憶の二つがありますが、短期記憶は主にシナプスでの伝達効率の変化、長期記憶はシナプス結合の数や形態の変化によって生じると考えられています。これらのことから、においの刺激によって海馬のシナプスの可塑性を利用することにより、学習や記憶機能の低下したものを改善することができるかもしれません。ある種のにおいには記憶向上作用があるとわかってきましたので、将来的には認知症の予防・治療法にもつながっていくでしょう。

においは「古い脳」を刺激する

もう一度、21ページの図1-1を見てください。嗅球は脳の底にあり、嗅索はもっとも脳の奥深いところにある視床下部までつながっています。

感覚情報（五感）とは、視覚、聴覚、触覚や痛覚、味覚、嗅覚です。これまで、嗅覚は視床でシナプスをつくらずに大脳皮質に到達する唯一の感覚であり、ヒトにおいてにおいは嗅粘膜→嗅球→嗅索→大脳辺縁系→大脳皮質という順に神経を通じて伝えられると考えられていました。しかし、fMRI法を用いたラットを対象とする私たちの研究により、においの情報は間脳にある視床や視床下部にも伝達されることがわかりました（22ページ図1-3）。まるでバトンリレーのように情報が伝達され、その情報によって届けられた部位が反応するのです。

嗅球から情報を受け取る一次嗅皮質には、左右対称で、前嗅核、蓋《がい》ひも、嗅結節、梨状皮質、扁桃体、外側内嗅皮質が並んでいます。実験におけるラットの脳の血流量変化によって、こうした一次嗅皮質から、さらに、広範囲な脳の部位に情報が届けられることが、はっきりと確認できました。嗅覚はけっして他の感覚情報と異なる経路で大脳皮質に伝えられるものではなく、大脳辺縁系と視床下部は神経性の連絡をしているのです。

大脳辺縁系は、においの信号が真っ先に送られる嗅球、情動に関連する扁桃体、近過去の記憶を蓄える海馬などが含まれる、大脳の中ではもっとも古い部分です。そして、大脳辺縁系の下には、視床と視床下部と下垂体からなる間脳が位置しています。視床下部はホルモン分泌と自律神経を司っており、下垂体は副腎皮質や甲状腺など、内分泌器官をコントロールするホルモンを分泌しています。ラットと人間の脳を一概に比べることはできませんが、においを感じると、こうした部位に信号が伝達されますから、人間の脳もにおいによってなんらかの反応が起こっていることは推測できます。

ミステリアスなにおい情報のバトンリレー

ラットの実験から、扁桃体からは視床下部外側野《がいそくや》と視床背内側核《はいないそくかく》に、さらに視床背内側核からは島皮質《とうひしつ》と眼窩皮質（大脳皮質嗅覚野）に、また、外側内嗅皮質からは海馬に、情報がリレーされることがわかります。このように、においの情報は優先的に伝達される経路があると実験で判明したのですが、なぜそういう回路を選ぶのかはわかっていません。

おそらく、それぞれの領域ごとににおい情報の読み取り方があり、なんらかの作用が発生していると推測されます。これを深く研究すれば、においが脳におよぼす影響、さらには、においによって反応した脳が体の各所に出す指令を明らかにし、においが全身に与える影響を解明することにつながるでしょう。この研究が進むと、医療分野でのにおいの活用はさらに広がりを見せるはずです。

嗅覚研究の今後の可能性

嗅細胞が高等動物の神経系の中でも常時再生される神経細胞として大変ユニークな存在であることは特筆すべきことです。嗅細胞が何によってどのような影響を受けて再生するのか、また新生された軸索はどのようにして嗅球の「におい地図」にしたがって投射されるのかなどは、今後解明すべき重要な課題でしょう。fMRI装置でのにおい情報の伝達経路の可視化やBIG-2など嗅神経に発現するガイド分子の機能解析の進展は、神経回路形成という神経科学全般につながる重要なモデルを提供すると期待されています。

「脳の中で何が起きているのか」はこの十数年で飛躍的に明らかになってきました。その中でも、においの情報は大脳辺縁系や視床下部などの脳の深いところに届き、記憶や情動、危険回避などの行動に結びつくので、社会行動にも深く関与します。

ヒトは社会と関わって生きていかざるをえません。その一方で、社会との関わり方が大きなストレスにもなっています。ストレスは精神的な負担だけでなく、体内に過剰な活性酸素やフリーラジカルを発生させて、細胞や器官を傷つけたり、免疫機能を低下させたりと、健康を害する大きな因子となっています。嗅覚研究がさらに進み、ヒトの社会行動を良い方向に変えるにおいの作用が明らかになっていけば、こうしたストレスを軽減させることができるかもしれません。実際、最近のアロマセラピーの研究では、においによる記憶回路の調節や精神安定作用などの科学的根拠が次々と報告されています。

〈香り〉は、脳に直接働きかけることで、嗅細胞の再生を含めて、私たちの身体に様々な影響を与えます。嗅覚の研究とその臨床応用は、私たちが日々健やかに生活し、年齢を重ねていくための「人体の科学」に大きく寄与する可能性を秘めているのです。

注

＊1　近藤高史、山田朱織、塩田清二、鳥居邦夫「精油のにおいと脳活動変化」『日本アロマセラピー

学会誌』3（1）23－8、2004参照。

＊2 日本アロマセラピー学会編『アロマセラピー標準テキスト　基礎編』82ページ、図1・2、丸善出版より転載。

＊3 森憲作著『脳のなかの匂い地図』34ページ、図4、PHPサイエンス・ワールド新書に典拠。

＊4 日本アロマセラピー学会編『アロマセラピー標準テキスト　基礎編』83ページ、図1・3、丸善出版に典拠。

＊5 小野田法彦著『ブレインサイエンス・シリーズ19　脳とニオイ——嗅覚の神経科学』45ページ、図4・1、共立出版より転載。

＊6 Linda Buck, Richard Axel “A Novel Multigene Family May Encode Odorant Receptors: A Molecular Basis for Odor Recognition”, *Cell*, 65:175-83, 1991.

＊7 Kensaku Mori, Hiroshi Nagao, Yoshihiro Yoshihara “The olfactory bulb: coding and processing of odor molecule information”, *Science*, 286(5440):711-5, 1999.

＊8 Tomomi Kaneko-Goto, Yoshihiro Yoshihara, et al. “BIG-2 mediates olfactory axon convergence to target glomeruli”, *Neuron*, 57(6):834-46, 2008.

＊9 塩田清二、論文未発表。データは近藤高史、鳥居邦夫のもとで山田朱織が作成（2003）。

＊10 同前

＊11 Sakae Kikuyama, Fumiyo Toyoda, et al. “Sodefrin: a female-attracting peptide pheromone in newt cloacal glands”, *Science*, 267(5204):1643-5, 1995

第二章　〈香り〉が人体におよぼす作用

～アロマセラピーのサイエンス

1　急速に進む「におい」の研究

医療分野で注目されるにおいの作用

「淹れ立てのコーヒーのにおいを嗅ぐとほっとする」「柑橘系の香りを嗅ぐと、頭がさえる」、あるいは「バラのにおいに包まれると、女性らしい気持ちになる」など、においは様々な感覚を喚起します。これは、好ましいにおいによって、脳がなんらかの反応をしているからです。

反対に、強い腐敗臭を感じると吐き気をもよおすことがあります。これは、一種の生体防御反応といえます。人体に有害なものが胃に入ると、体調が悪くなったり、ひどいときは生命に関わるからです。そういうものを体の外に押し出すよう、「早く吐き出せ」と脳が指令を出しているのです。

脳は神経系の中枢です。感情や思考、生命維持など、あらゆる神経活動の司令塔です。いわば、人体というオーケストラの指揮者が脳。そして、脳に直接働きかけて、心身のバランスを整える作用がにおいにはあります。

においの作用を「見る」

嗅覚は人によって感じ方が異なる、とても主観的な感覚です。そのため、においを嗅いだときに脳がどのような反応をするのかの測定はきわめて難しいとされてきました。

においを嗅いで「良い気分になった」「体調が良くなった」と感じたとしても、においが私たちの体にどのような作用をおよぼしているのかを数値化するのは困難でした。こうした作用を測定するための精度の高い計測機が開発されていますが、非常に高価なために研究室への導入が進まなかったのです。

しかし、リンダ・バックとリチャード・アクセルが嗅覚受容体遺伝子を発見し、嗅覚のメカニズムの解明が進むにつれ、香りの人体におよぼす作用も科学的に証明されるようになってきました。

また、ｆＭＲＩによって、脳の各所の血流量がどう変化するかの測定が可能になりました。そのほかにも、ストレスによって増えるホルモン、コルチゾールなどの微量な変化も計測できるようになり、においとストレスの関係を研究するのに威力を発揮しつつあります。

においが人体に与えるメカニズムの解明と、客観的な変化を計測できる機器の開発と進化で、科学的根拠（エビデンス）が次々と明らかになっています。さらに、技術革新により最新機器の価格が下がり、研究室への導入が進んでいます。今まさに、におい＝精油の芳香物質が人体におよぼす影響の研究は黎明《れいめい》期を迎えているのです。

近赤外光を用いて頭皮下から痛みや危険をともなわずに脳機能マッピングを行う、光トポグラフィーで脳機能を測定する装置を使った研究も進んでいます。この装置には「光機能画像法」の原理が応用されています。光トポグラフィーは脳外科領域においては言語機能の診断に使われており、さらに、うつ病、統合失調症、双極性障害（そううつ病）などの鑑別診断補助の先進医療として厚生労働省で承認されています。

ｆＭＲＩも光トポグラフィーも、刺激を加えた場合に部位ごとの脳血流量を計測できます。神経細胞の活性化によって脳血流量は増加しますから、刺激を与えた前後の血流量を比較すれば、脳のどの部分に刺激が届いているかがわかるというわけです。実際、ラットに数種のにおいを嗅がせると、においごとに血流量が増加する部位が異なります。脳の各部位にはそれぞれの機能がありますから、各においの脳への作用を画像で「見る」ことができるのです。

光トポグラフィーの欠点は、頭皮直下の大脳皮質の領域は検査できますが、脳幹など脳の深い領域の検査ができないことです。簡便に脳血流量を測定できるというのが光トポグラフィーのメリットですが、fMRIのように脳内をくまなく検査することができないのです。そのため、私たちは光トポグラフィーとfMRIの両者を用いて、においの脳に与える影響を調べています。

最近、島津製作所がにおいの「見える化」をさらに進化させた装置（FF-2020）を開発しました。従来はヒトの主観的な判断でにおいの「質」と「強さ」を評価していたわけですが、この装置を使えば、においを定量的かつ客観的に評価できます。これまで、実際にヒトが嗅ぐことでの実験しかできなかったにおいの差の官能検査[*1]も可能となり、食品、化粧品などいろいろな分野で応用が広がると考えられます。

コラム❷ においの研究が後回しになった理由

香りが人体におよぼす影響の研究が、なぜ医療分野でこれまで進まなかったのでしょうか。それは、においが死に直結していない分野だったからです。

医療や薬の歴史をひもとくと、どの時代においても、「多数の人を死にいたらしめる病気」の原因解明と治療が最優先されてきました。紀元前から猛威をふるった天然痘、中世ヨーロッパで人口の三分の一が失われたペスト、かつての日本で国民病・亡国病と言われた結核など、感染力の高い伝染病の研究に力が注がれました。

こうした伝染病が撲滅されてからは、多くの先進国での死因第一位はがんです。厚生労働省の発表によると、平成二二（二〇一〇）年度の死因第一位はがん（第二位は心疾患、第三位は脳血管疾患）で、一九九〇年以降は常に死因のトップとなっています。そのため、医療においても、製薬会社の新薬開発においても、即効性と治癒率を高めるためのがん治療が最優先課題になっています。

こうした死に直結する重篤な病気へのにおい（香り）の効果は期待できないと考えられていたために研究が遅れていました。最近の研究では、がんを始め、日本人の死因第二位の心疾患や第三位の脳血管疾患の発症と深く関与している生活習慣病、高齢化で大きな問題となっている認知症などへの、におい＝精油の芳香成分の効果が明らかになってきています（詳しくは第三章を参照）。

2 〈香り〉と医療——メディカルアロマセラピー

精油を「薬」として用いる医療

みなさんは、アロマセラピーという言葉を頻繁に耳にしていることでしょう。アロマとはギリシア語で香りや香辛料の意味で、セラピーとは治療のことです。精油を用いた治療法を確立・体系化したフランスの化学者ルネ・モーリス・ガットフォセ（一八八一～一九五〇）が、この二つの言葉を合成して「アロマセラピー」という言葉を創り出しました。現在では、アロマセラピーとは「精油を薬剤として用いた医療」というのが、一般的な定義になっています。

におい、特に植物の芳香成分を抽出した精油を用いたメディカルアロマセラピーが、これからは代替補完医療としてさらに重要になってくることは確実です。メディカルアロマセラピーとは、精油（植物の芳香成分を水蒸気蒸留法で抽出したもの）を医療分野で応用し、治療や症状の緩和を行うものです。現代西洋医学では力のおよばないところを補完・代替し、疾患の治療に役立てるとともに未病（病気未満）段階から本格的な病気にならないよ

図2-1　統合医療*2

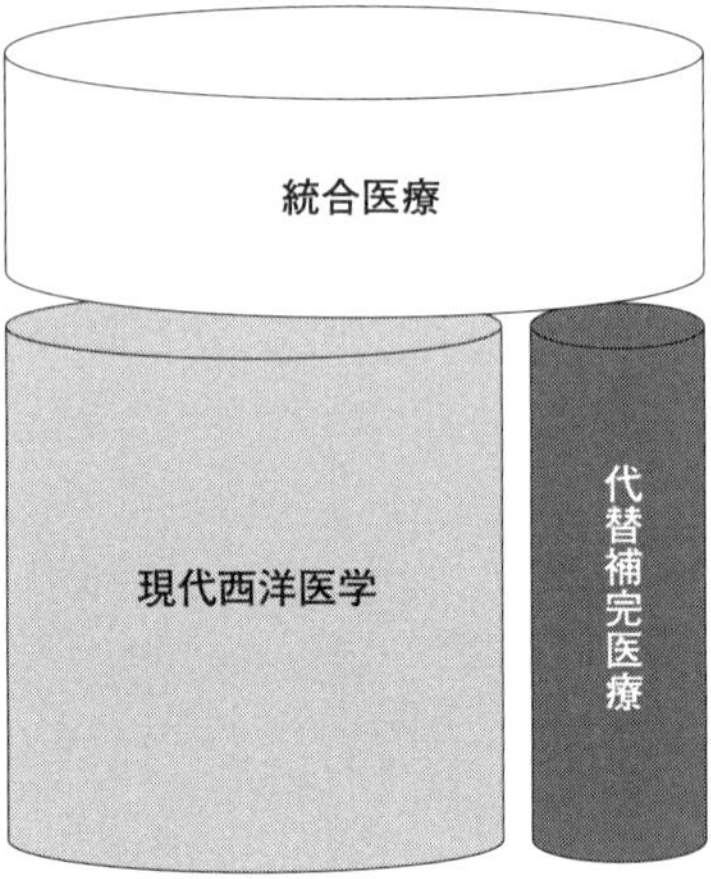

うにする理想的な医療（統合医療もその中の一つの可能性です）へと発展させることができるでしょう（図2-1）。

メディカルアロマセラピーは医療行為ですから、そのメカニズムと効用・効能に科学的根拠が絶対に必要です。

現在、私が理事長を務める日本アロマセラピー学会では、医療従事者（医師、歯科医師、看護師、助産師、薬剤師など）が集まり、科学的・医学的な研究により学術としてのアロマセラピーを確立して認知度を高めることを目指し、普及に努めています。また近年、アロマセラピーが生活に身近になったがゆえの誤用による事故も発生しています。アロマセラピーに対する正しい知識と医療分野での活用法を広げることで、みなさんの健康と生活の質（QOL）の向上に貢献したいと考えています。

精油は「鼻」以外からも吸収される？

みなさんはどこまでが「体外」でどこからが「体内」だと思いますか。医療においてはいくつかの定義がありますが、においが吸収されるメカニズムにおいては、人体を「一本の管」と考えるとわかりやすいかもしれません。管の外側も中の空洞に接している部分も「体外」と考えることができます。

皮膚は、もちろん体外です。酸素を取り込み二酸化炭素を排出する肺も、吸い込んだ外気に触れています。また、消化吸収を行う胃腸も、口から入ってきた食物と接しています。ですからこれらも体外です。

実は、こうした「外部のもの」と接する器官から、医療分野でその効果が注目されている、精油の芳香成分が吸収されるのです。こうした精油の働きを科学的根拠（エビデンス）に基づいて臨床で用いることを、メディカルアロマセラピーと呼びます。

第一章で述べたように、におい分子は嗅覚器では神経インパルスに変換されて脳に伝達されますが、皮膚や肺、消化器から吸収されたにおい（芳香成分）は吸収・分解されて血管に入り、血液の流れによって全身をめぐります。

興味深いことに同じ精油であっても、経皮吸収と経鼻吸収では中枢神経におよぼす作用

図2-2　精油吸収経路と標的臓器[*3]

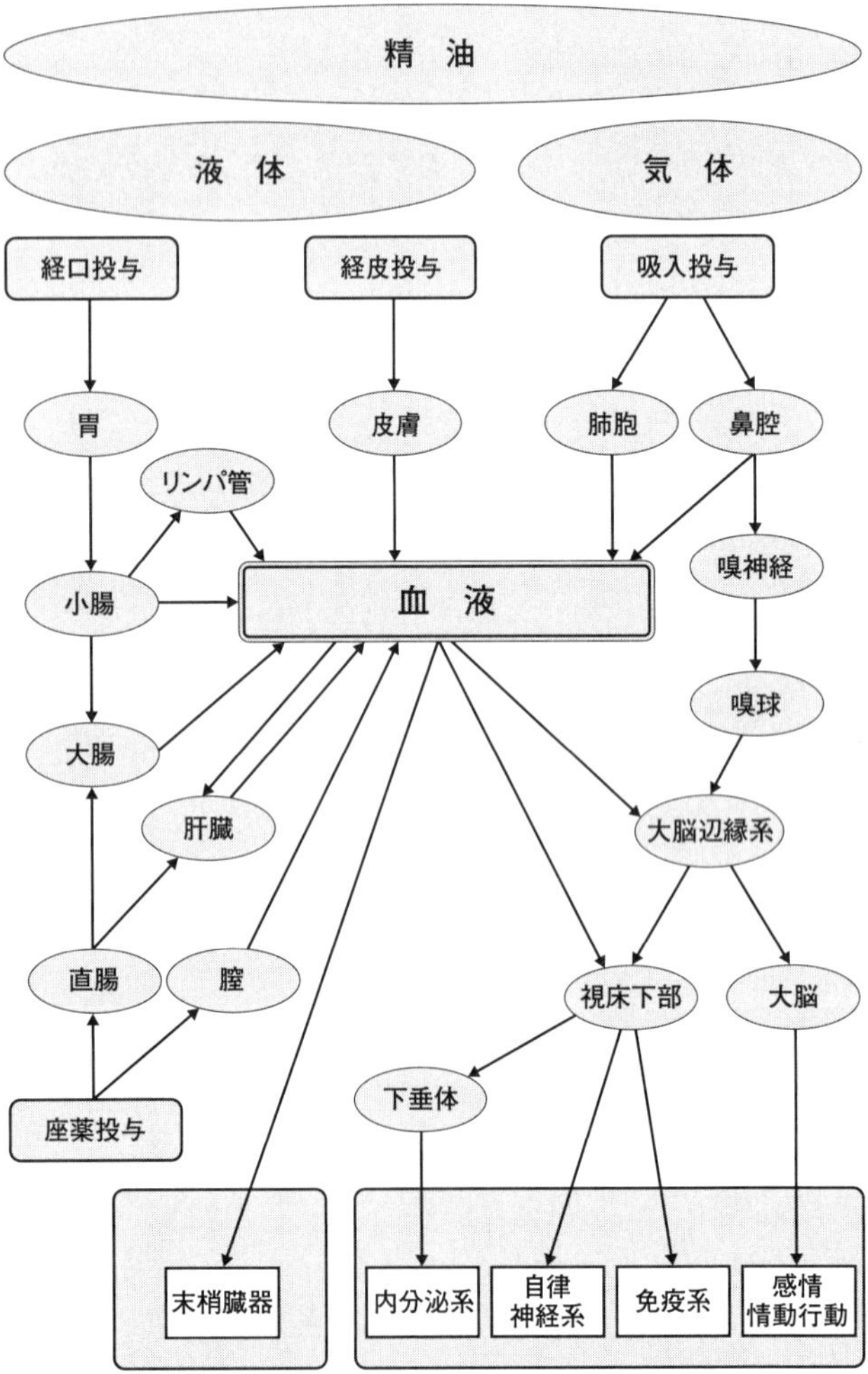

が異なる場合があるのです。たとえば、サンダルウッド（白檀《びゃくだん》）の精油の主成分であるα－サンタロールについて、経鼻吸収した場合と経皮吸収した場合の作用を比較すると、経鼻吸収では興奮作用、経皮吸収では鎮静作用という、正反対の作用を示したという報告があります。これは、におい分子が発生させた神経インパルスが脳に与えた影響と、血液によって体をめぐった場合では薬理作用が変わることを示しています。同じ薬理成分でも吸収経路で作用が異なるならば、各吸収経路の特徴を知ることは重要です。それでは、各部位からの吸収のメカニズムを見ていきましょう。

皮膚から吸収される「におい」――経皮吸収

メディカルアロマセラピーで用いられる精油の芳香成分は揮発性かつ脂溶性です。化学構造は、炭素数が一〇から一五の炭素化合物がほとんどで、分子量は一〇〇～三〇〇と比較的小さい分子です。そのため、皮膚に精油を塗布すると皮膚の表皮から容易に表皮の細胞、あるいは細胞間隙を通過して表皮の下に届きます。表皮の下は真皮という結合組織ですが、真皮乳頭という場所には毛細血管が多数あり、そこに芳香成分が溶け込んでいきます。さらに毛細血管は体中の血管とつながっているので、体のいろいろな場所に芳香成分が到達します。

一般的に分子量が小さい成分ほど早く皮膚に浸透し、分子量が大きくなると遅くなります。スキンケア化粧品でよく耳にする、「○○成分をナノ化」というキャッチフレーズは、分子量が大きいものをナノ粒子化して経皮吸収しやすくし、効能が皮膚の奥まで届くことをアピールしているのです。ちなみに水溶性の成分は肌表面の角質を潤すだけで、皮膚の深いところには入っていきません。精油の成分はナノ化と呼べるほど小さい分子量ではありませんが、脂溶性なので真皮乳頭の毛細血管から入り込むことができるのです。

鼻から入ったにおい分子が神経インパルスに変換されるのは、嗅腺から分泌される粘液（鼻汁）に揮発性のにおい分子が吸着されるからです。しかし、皮膚からは、精油の脂溶性の芳香成分が血液中に入り、それらの成分は分子量の大きさによって異なった速度で吸収されていきます。つまり、有効成分を時間差で、体内で働かせることができます。このメカニズムを用いたものが、精油をキャリアオイル（植物性油脂の溶媒）で一～五％の濃度に希釈し、塗布してマッサージする「アロマトリートメント」です（詳しくは第四章を参照）。一般的にはアロママッサージと呼ばれていますが、医療行為としてのメディカルアロマセラピーでは区別をするために、アロマトリートメントとしています。

鼻から脳へ、肺から血液へ――経鼻吸収

精油のにおい分子は肺からも吸収させることができます。

精油を気体として鼻から吸い込むと、精油の芳香成分のにおい分子が鼻腔から咽頭、喉頭を経て気管に入ります。そこから気管支を経て、肺に届くのです。肺は、肺胞と呼ばれる小さな風船が集まっている呼吸器です。肺胞は生まれた直後は四五〇〇万個、成人になると二億～三億個あるといわれています。におい分子がこの肺胞に入ると、肺胞上皮に取り込まれていきます。

ここでもまた、精油の芳香成分が揮発性かつ脂溶性であることが重要なポイントです。揮発性ですから大気中に拡散し、気管および気管支を通過して肺胞上皮まで到達することができます。そして、脂溶性なので肺胞上皮の細胞膜のバリアーを通過できるのです。この肺胞上皮のそばには毛細血管がたくさん張りめぐらされていて、しかも毛細血管壁と肺胞上皮の壁はきわめて薄く、精油の芳香成分はいとも簡単に毛細血管の中に入っていきます。

つまり、経鼻吸収には次の二つの経路があるのです。一つは、嗅覚受容体ににおい分子

が結合して発生した神経インパルスが脳に届く経路。もう一つは、におい分子が肺胞上皮から吸収されて血流に乗って全身をめぐる経路です（図2－2のように鼻腔から血液に取りこまれるルートも含みます）。このような経鼻吸収と前述の経皮吸収を同時に行えるのがアロマトリートメントなので、アロマセラピーで多く用いられているのです。

精油の吸収経路は、西洋医学の投薬とは大きく異なります。西洋医学の経口薬は胃壁や腸管から吸収され、その薬理作用が患部に働き、症状を消失ないしは緩和させます。注射の場合、静脈や注射を打った場所の近くにある毛細血管から薬剤を吸収させます。こうした、服用・注射した薬物が全身循環に到達する割合をバイオアベイラビリティー（生物学的利用能）と言い、静脈注射の場合、薬剤すべてが血流に入るので、この数値は一〇〇％となります。西洋医学の薬剤に比べると、精油成分の吸収はごく微量で、バイオアベイラビリティーは低いとされています。

とはいえ、バイオアベイラビリティーが高ければ高いほど良い、というわけではありません。確かに薬理作用のキレは良いけれど、その分、その成分を分解・排出するために肝臓や腎臓などの臓器に負担がかかるからです。そこで、現代西洋医学での治療とアロマセラピーを併用して投薬量を減らし、副作用を含めた体の負担を軽減する試みが世界中で行われており、実際、減薬したという報告が多数あります。

メディカルアロマセラピーでの経鼻吸収は、精油をアロマポットを用いて薫《くゆ》らせたり、お湯に精油を数滴たらして水蒸気とともに嗅いだりする、「芳香浴」という手法で行います（詳しくは第四章、179ページを参照）。

〈香り〉を飲む？

精油は胃や腸などの消化器官からも吸収され、体に作用します。ヨーロッパの一部の国では、精油は医薬品と認められており、風邪のときにラベンダーやユーカリ、ティートリーなどの精油をアーモンドオイル等に溶解し、ディフューザー（芳香拡散器）で揮発させてその気体を吸引するのが一般的です。また、フランスやベルギーのようなメディカルアロマセラピーが医療として認められている国では、精油をキャリアオイルに溶解（五％以下）して服用、あるいは肛門から座薬として投与することも行われています。日本では個人の責任においてティートリーオイルを紅茶などに一滴落としたものが、花粉症の発症予防や咳《せき》止めなどに使われています。

精油の飲用は、一見、風邪薬や胃薬と同じように思えますが、精油は水となじみにくく脂溶性であるため、一般の薬物とは異なる経路で血液に入って体内をめぐると考えられています。日本では精油の飲用は行われていませんが、精油の働きのメカニズムが明らかになってくれば、こうした摂取法が認められるかもしれません。

3 アロマセラピーの歴史

紀元前から医療に使われてきたアロマセラピー

ヒトが「香り」の身体的・精神的作用に気づいたのは、木を火にくべたときに良いにおいが漂い、気持ちが落ち着いたり、神聖さを感じたりしたことからだといわれています。ですから、香りの歴史は旧人類から始まっていたのかもしれません。香料として歴史に登場するのは紀元前三〇〇〇年頃のメソポタミアです。古代より人々は宗教的な儀式や祭礼などで、良い香りのする木（香木）を焚いていました。植物の芳香成分の性質を理解し、活用したのは古代エジプトです。殺菌作用のある没薬《もつやく》（ミルラノキの樹脂、ミルラ）や乳香（ボスウェリア属の樹木の樹脂、フランキンセンス、オリバナム）をミイラづくりの際の防腐剤

図2-3　医学の歴史*4

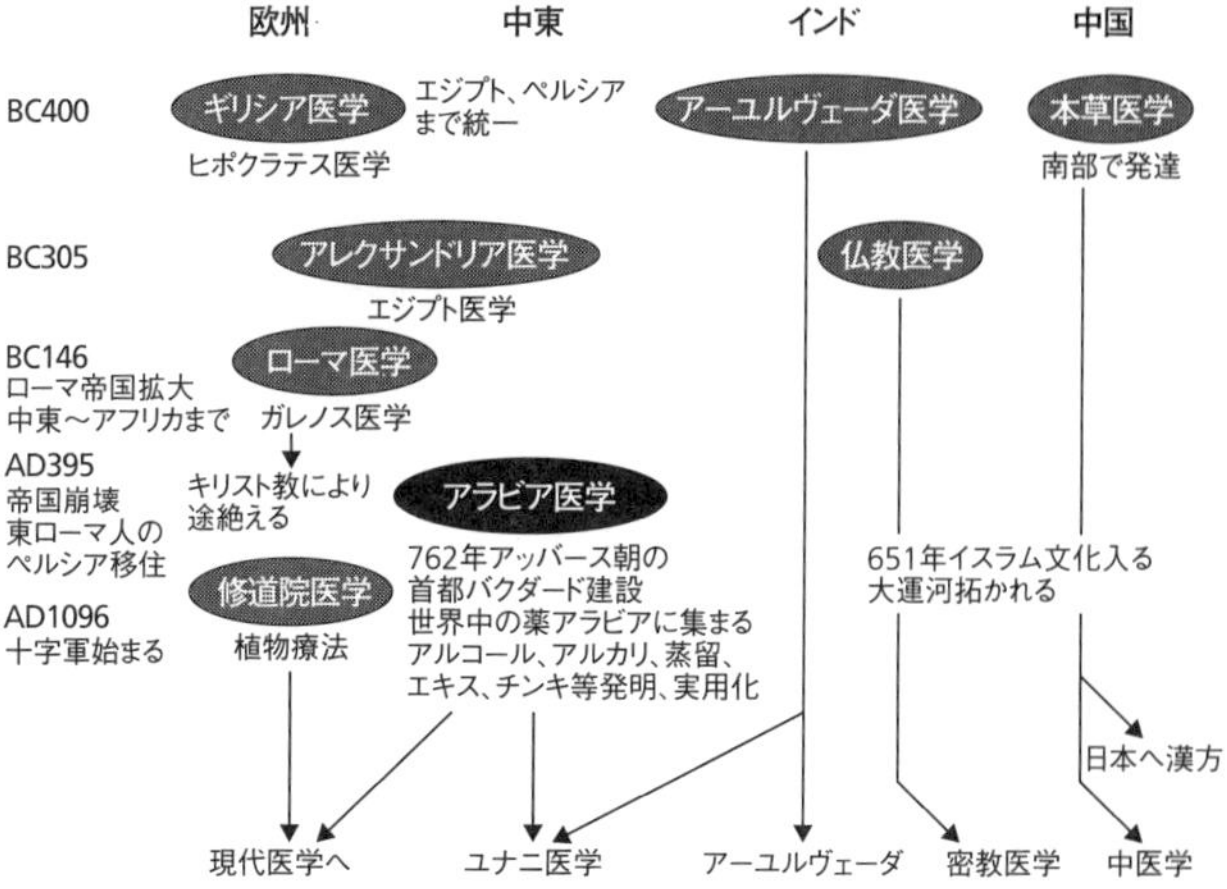

にしていました。また、イエス・キリスト誕生時の東方三博士がもたらした捧げ物にも没薬と乳香が含まれていましたから、おそらく紀元前から医薬品としても使われていたと考えられます。

このように紀元前から植物や植物の芳香成分は治療に用いられてきました。つまり、中国医学、インド医学（アーユルヴェーダ）、アラビア医学も根本は同じで、利用される国や地域と発展の仕方が異なっていただけなのです。それではアロマセラピーと、そこから発展したメディカルアロマセラピーの歴史を振り返ってみましょう。

「医学の父」ヒポクラテスが使った香油

植物の芳香成分による治療や病気予防は古代ギリシア時代から行われていました。オリーブ油などの油脂に、花や葉を浸《ひた》して芳香成分を抽出した香油の製造が広まり、入浴後に香油を塗ってマッサージなどをしていたようです。水蒸気蒸留法はまだ確立していませんでしたから、脂溶性である植物の芳香成分や薬効成分を油脂に吸着させていたのです。

ギリシア医学を急速に発展させた「医学の父」と呼ばれるヒポクラテス（BC四六〇？～三七五？）も香油の作用について著しており、時には鎮痛作用のある香油のトリートメントで外傷を治療していたようです。ヒポクラテスに続き、植物香料について詳しく述べているのは、植物学の祖といわれるテオプラストス（BC三七一～二八七）の『植物誌』および『植物原因論』です。

ヒポクラテスのギリシア医学やテオプラストスの博物学の財産は、古代ローマ帝国に引き継がれます。大プリニウス（AC二三～七九）の大著『博物誌』には、イエスの葬送の際に用いられたとされる香油の原材料であるナルド（スパイクナード）のほか、ラベンダーなどのハーブ、バラやスミレなどの花と、多種多様な香料植物や薬効植物の形状や香り、また生産地ごとの特徴や使い方について詳細に記されています。この『博物誌』は近代アロマセラピーの貴重な資料となりました。

中世アラビアで誕生したバラの精油

メディカルアロマセラピーの定義は「精油を薬剤として用いた医療」です。もっとも重要な精油の多くは、水蒸気蒸留法によってつくられます。この水蒸気蒸留法を確立したのが、ペルシアを代表する大学者イブン・シーナ（ＡＣ九八〇～一〇三七、ラテン語でアウィケンナ、英語名アヴィセンナ）でした。科学・医学・哲学などあらゆる学問を修めた彼が、バラの花と金属を用いた実験で、偶然、バラの精油を抽出することに成功しました。

傑出した医師でもあったイブン・シーナは、このバラ精油を医療で用い、外科的手術の傷跡に塗布したところ治りが早いことを発見。その後、水蒸気蒸留法でクローブ、コリアンダー、アニス、ペパーミント、サンダルウッドなどの精油を抽出し、その薬効について『医学典範（アル・カーヌーン）』にまとめました。この書はギリシア医学（ヒポクラテス医学）、ローマ医学（ガレノス医学）、アラビア医学、はては中国医学やインド医学（アーユルヴェーダ）まで吸収・統合した内容でした。また彼が活躍した時代はアラビア商人による交易が盛んで、中国やインドからも医学知識と多数の薬物が入ってきたようです。さらに十字軍の遠征とも重なっていたので、イブン・シーナが確立した水蒸気蒸留と精油を用いた医療がヨーロッパ圏に広がっていきます。

ルネサンスと西洋医学の復興

イブン・シーナの時代、ヨーロッパの医学はアラビア医学より大きく遅れていました。なぜかというと、ヨーロッパよりはるかに進んでいたアラビア医学の書物も、あるいはギリシア医学やローマ医学の書物はキリスト教世界では異端と見なされ、禁書とされていたからです。しかしながら、細々とではありましたが志ある科学者や医者の手で、当時、先端を走っていたアラビア科学や医学書、哲学書などがヨーロッパに密かに入ってきていたのです。こうした知識の集積が、やがて西洋ルネサンスを花開かせることになります。加えて、一四世紀にはフィレンツェ郊外でラベンダー栽培が盛んに行われていました。サンタ・マリア・ノヴェッラ教会などに併設された薬局では、修道院内で栽培したハーブや花をアルコールや油に浸した抽出液を薬剤として用いていたことから、同じ植物からつくられる精油の医療への応用は必然だったと言えるでしょう。

近代外科の父と称される、フランス王室公式外科医のアンブロワーズ・パレ（一五一七

〜一五九〇）もまた、イブン・シーナが確立した水蒸気蒸留法で精製したローズ精油をベースにした軟膏を銃創に用いました。当時、銃創の止血には煮えたぎった油を傷口に注ぐ治療法（焼灼《しょうしゃく》止血法）が一般的でした。この治療は非常に苦痛がともなうもので、さらに火傷《やけど》からの感染症で命を落とす人も多かったのです。また、パレはクローブ精油を用いた虫歯治療を行っていることから、『医学典範』に精通していたことがうかがえます。

また、ドイツの医師、ヒエロニムス・ブラウンシュバイク（一四五〇〜不明）が『新完全蒸留読本』を出版。蒸留法や植物からの薬効成分の抽出法や効能までを図版付きで詳しく解説し、この書のおかげで精油による医療が広まったのです。これには一四四〇年、グーテンベルクが活版印刷を発明したことが大きな役割を果たしました。最初の活版印刷が聖書であったことは有名ですが、印刷技術の革新的発明は医療分野においても、情報の伝播を一気に加速させたのです。

ちなみにパレの医療は日本にも伝来しています。記録によるとシーボルト（一七九六〜一八六六）が、フェンネル、ペパーミント、カユプテの精油を治療に用いたようです。精油と日本人の関係は、思った以上に長いのです。

「近代アロマセラピーの創始者」ガットフォセとラベンダー精油

前述のとおり、アロマセラピーはフランスのモーリス・ガットフォセによって体系化されました。

ガットフォセ家はフランス・リヨンで香料会社を経営しており、様々な処方の香水を販売していました。そんな彼が精油の医療的活用、つまりアロマセラピーの研究にのめりこむようになったきっかけは、一九一五年の実験室での爆発事故でした。手に火傷を負ったガットフォセは、伝承療法として傷の治療にラベンダー精油がよく使われていることを思い出して手を浸したのです。香料会社の経営者でしたから、手を浸せるほど大量の精油が身近にあったわけです。すると、火傷の治りが早まったため、精油になんらかの創傷治《そうしょう》癒力があると考えて研究を始めました。

ガットフォセは第一次世界大戦で兄を亡くしています。近代武器が多数使用されたこの大戦ではそれまでの戦争と比較にならないほど大勢の兵士が負傷し、衛生状態も悪かったために、感染症で多くの人々が命を落としています。そこで、ガットフォセはラベンダー精油を原料にしたせっけんを開発・製造し、兵士の衣服や包帯の洗浄に用いました。こうした経験から彼は精油の研究に取り組み、一九二八年に『芳香療法』を出版。本書が現代のアロマセラピーの原点になっています。

ガットフォセに続き、アロマセラピーを学術レベルまで引き上げたのはフランスの軍医のジャン・バルネ（一九二〇〜一九九五）でした。彼はインドシナ戦争に従軍し、傷病兵に精油を用いた治療を行いました。彼はあえて、現代西洋医療の治療を避けたのではありません。前線では医薬品が不足していたため、精油による代替補完療法を行ったのです。こうした経験とその後に重ねた効果・効能の検証と研究の成果をもとに、バルネは一九六四年、『ジャン・バルネ博士の植物＝芳香療法』を著しました。フランスで精油が薬剤として認められ、アロマセラピーが健康保険適用の医療行為とされているのは、バルネの功績によるものです。

アロマセラピーの原点は医療にある

これまで述べてきたように、精油は西洋医学の薬剤としての長い歴史があります。フランスおよびベルギーでアロマセラピーが医療行為として認められているのは、フランスが香料の原料となる植物の一大産地であり、香水に使用される精油が身近な存在だったため、その効能や効果を実感できる機会が多かったからかもしれません。さらに、ガットフォセやバルネなどの研究者が、医療として体系化と実証を積み重ね、伝承・民間療法から脱皮させたこともあります。

しかし、日本においてはまだまだ美容やリラクゼーション目的という認識が強く、医療としての意識は薄いようです。これは、一九八〇年代に「英国からの自然派美容マッサージ」という形で、日本にアロマセラピーが輸入されたことが大きな理由です。

アロマセラピーは新たな展開を迎えようとしています。バックとアクセルが嗅覚受容体遺伝子を発見し、においの情報が脳におよぼす作用のメカニズムがわかってきました。また、においに脳がどう反応するかを科学的に分析する方法も確立されつつあります。においの脳におよぼす影響が医療において大きな可能性を秘めていることが実証されつつある今、私たち研究者、医療従事者が科学的根拠に基づいて、アロマセラピーを臨床応用へと発展させる時期がやってきています。

コラム❸ ベルサイユ宮殿はとてつもなく「くさかった」?

古代エジプトでは、乳香や没薬など植物由来の香料の防腐効果が知られており、ミイラづくりに用いられていました。また、クレオパトラがユリウス・カエサルを誘惑するために全身にバラの香油を塗り、寝室をバラの花で敷き詰めたことは有名です。

アンリ四世に嫁いだ、イタリア・フィレンツェのメディチ家のカトリーヌ・ド・メディシスは香水を嫁入り道具として持参します。これをきっかけに、フランス宮廷では香水ブームが巻き起こりました。香水は王族や貴族のステイタスシンボルになったのです。

これに目をつけたのが、太陽王と呼ばれたフランス王、ルイ一四世です。彼自身、バラの香りが大好きで、ジャスミンなどの高価な精油をふんだんに使い、新大陸や中近東、インドなどからのエキゾチックな香りも愛したと言われます。香水は非常に高価であったことから、ルイ一四世は香水産業の振興にも力を入れました。今もなお香料植物栽培が盛んな南フランスのグラースは、この時代にヨーロッパ随一の栽培地となりました。マリー・アントワネットを象徴するのもバラでしょう。彼女もまたバラ精油をたっぷり配合した香水を愛用し、花びらをたっぷり浮かべたアロマバスを楽しんだそうです。

なぜ、王族や貴族に香水がこれほど好まれたかというと、当時の宮廷はとてつもなく「くさかった」からです。入浴は体に悪いとされていたので貴族たちの体臭はすさまじく、家具や馬具、服飾品に使われる皮革も、なめしの技術が未発達だったので相当くさかったと思われます。このような悪臭・異臭をごまかすために、香水は王族や貴族の必需品となったのです。

一般的に、香水とは精油をアルコールで希釈したものです。現在の香水は合成香料を用いているので、多くの人が入手しやすい価格になっていますが、それまでは香水は富と権力の象徴だったのです。

4　アロマセラピーで用いる精油の薬理作用

奈良時代の日本人は〈香り〉の薬理作用を知っていた!?

アロマセラピーというと、つい最近、日本に入ってきたもののように思われるでしょうが、日本人もまた、古代・中世より香りのもたらす作用をよく知っていました。

日本におけるお香の歴史では、次のようなことが知られています。五九五年、淡路島に漂着した香木（沈香《じんこう》）が、聖徳太子に献上されたと伝えられています。また、仏教伝来とともに、多数の香木が一緒に渡来しました。中でも天下第一の名香とうたわれるのは、現在も正倉院に所蔵されている国宝、蘭奢待《らんじゃたい》という香木です。七五四年には鑑真和上《がんじんわじょう》が三二種類の香りの材料を日本に伝え、さらに数種類の香木を練り合わせて焚く「薫物《たきもの》」の調合法を日本にもたらしたとのことです。

時代が下り、平安時代になると、お香は香りそのものを楽しむ貴族のたしなみとして使われるようになりました。『源氏物語』にも、光源氏は着物の袖から香《かぐわ》しい香りを漂わせ、恋人との逢瀬に出かけたという記述があります。また貴族の中ではそれぞれが独自の薫物をつくって香りの優劣を争う、「薫物合わせ」という遊びも流行しました。

香りを鑑賞する「香道」は室町時代に始まり、戦国時代の織田信長は正倉院の御物「蘭奢待」の香木を切り取ったといいますし、徳川家康は沈香の「伽羅《きゃら》」コレクターとしても有名でした。

日本において、元々お香は仏教伝来にその源を発しています。仏教の発祥地のインドは白檀や沈香木など香木の産地です。高温多湿な気候なため、一般の人々が生活する地域では、かなりひどいにおいが漂っていたと容易に想像がつきます。こうした日常と信仰の場を切り分けて、邪気を払い清めるために、古来、お香のにおいが必要だったのでしょう。

仏前でお香を焚いて心が休まるのは、線香の中の芳香成分がリラクゼーション効果をもたらすからとも考えられます。そこで、実際に、私たちの研究室では、被験者にお香を嗅いでもらった後、唾液を採取して成分分析を行いました[*5]。

顕著だったのは唾液中のコルチゾール濃度の低下です。コルチゾールとは通称ストレスホルモンと呼ばれており、緊張やストレスを感じたときに上昇します。コルチゾールのレベルが下がったということは、お香にリラクゼーション効果があることを示唆しています（図2-4）。

また、お香を嗅いだ後は抗酸化力（BAP：Biological Antioxidant Potential）も上昇しました（図2-5）。抗酸化力とは酸化によって体内に生じる「錆」を打ち消す力で、第二鉄イオンから第一鉄イオンに還元する能力を、唾液を採取して測定します。BAPの数値が大きいほど抗酸化力が強いことを示します。抗酸化力が衰えて体内で「錆」が増えると細胞や器官を傷つけて、病気や老化加速の原因となります。抗酸化物質の代表例はポリフェノールで、これは食物やサプリメントから摂取します。このテスト結果はお香を嗅ぐと抗酸

図2-4　お香によるコルチゾールの変化

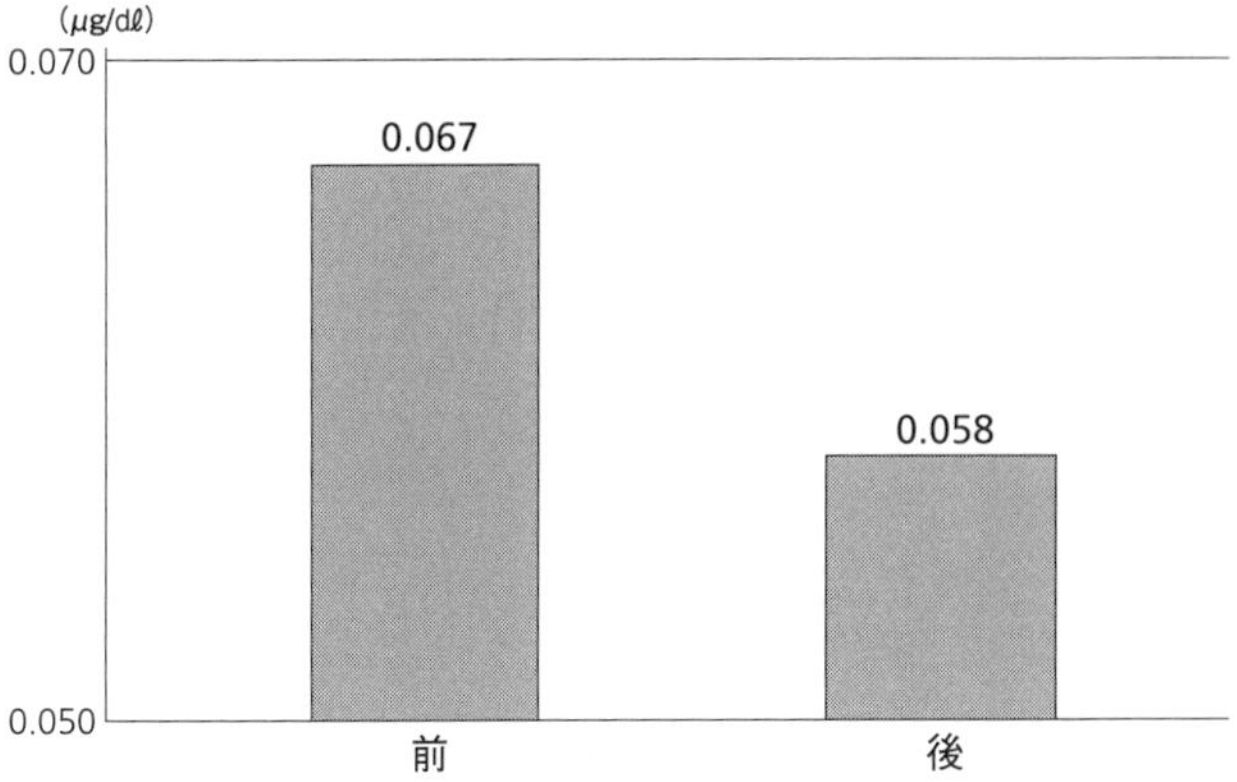

図2-5　お香によるBAP(鉄の還元力)の変化

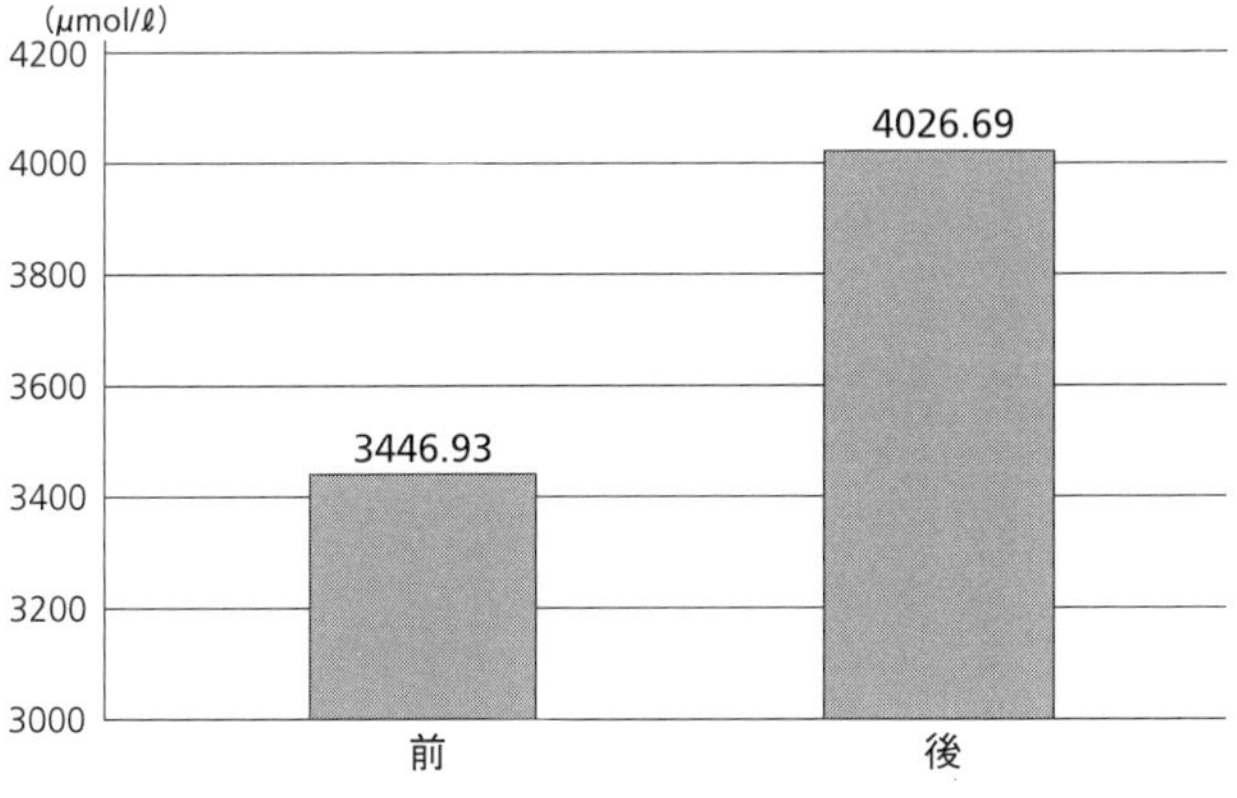

化力が高まることを示していますから、ゆくゆくは病気予防やアンチエイジングに応用できるかもしれません。

お香は数種の香木を組み合わせたものです。現在、お香の老舗、松栄堂の協力を得て、香木内のどの成分に、コルチゾールの低下をもたらす作用や抗酸化作用があるのかを、同定している最中です。

体の酸化もコルチゾールの分泌過多も、老化を推し進めるファクターの一つです。日々、戦いのストレスにさらされていた室町時代や戦国時代の武士階級に、香道が広まったのは、彼らがお香によるリラクゼーションと抗酸化作用を感じ取っていたからかもしれません。また、上杉謙信をはじめ、仏教への信仰心に篤《あつ》い武将も多くいました。仏前で唱える読経《どきょう》は功徳となり、お香の香りと相まって、安定した音階と深い呼吸によって精神安定をもたらす一種の音楽療法的な作用もあったのではないでしょうか。

コラム❹〈香り〉を塗って精神集中――体に直接つけるお香

広く知られているお香は線香や香木を焚いて、空気中に香りを漂わせるものですが、体に直接つける塗香《ずこう》をご存じでしょうか。塗香という名前のとおり、白檀などの香木を粉末状にしたもので、実際に皮膚に塗るお香です。現在でも仏教儀礼に用いられたり、在家《ざいけ》が写経をするときも邪気を払い、精神を集中させるためにこめかみに塗ったりします。

香道の松隠会の太田清史理事から、特に真言宗など密教系の導師が勤行《ごんぎょう》するときは香り漬けといってもいいくらいに塗香を多用するとうかがいました。奈良の二月堂では行者は行の間、丁子《ちょうじ》風呂に入って香染めの着物を着用し、丁子を噛んで呼吸を浄化。導師の座に着座すると、手には塗香の粉末を塗るしぐさをするのがしきたりとのことです。

この話を聞いて、塗香は日本のアロマセラピーの源流かもしれないと感じました。塗香はアロマセラピーでいうところの経鼻吸収と経皮吸収を兼ね備えているからです。塗香の主な原料は白檀（サンダルウッド）で、寺院で好んで使われる香木です。僧や修行者は瞑想の際にこの香りを漂わせますが、アロマセラピーでは鎮静作用と抗ストレス作用のある精油の代表格です。儀礼や写経の際に好んで用いられているのは理にかなっているのです。

塗香は日本よりもむしろ暑熱の国、インドやミャンマーではよく使われています。ミャンマーでは、白い石灰や米の粉に混ぜたものを日焼け止めにしています。白檀には汗を止め、抗菌・殺菌作用があるため、女性の化粧ではこうした日焼け止めの粉に白檀粉末を混ぜる場合もあるようです。

わずかな量でも体に効く――精油の生理・薬理作用

それでは具体的に、精油にはどのような生理・薬理作用があるのかを見ていきましょう。

精油の吸収経路には、経鼻、経皮、経口、座薬などの投与法があり、投与法によって、吸収経路や生理・薬理作用が異なります。

精油の吸収経路の差異により、バイオアベイラビリティー（生物学的利用能）の値が異なる可能性があり、検証が進んでいます。とはいえ、精油を人体に取り込むメカニズムについては、まだまだ不明な点が多く、また、精油成分のトランスポーターの存在も示唆されており、今後の研究課題といってよいでしょう。トランスポーターとは、ある特定の物質

（リガンド）と特異的に結合し、エネルギー（ATP：アデノシン三リン酸）を使って細胞外から細胞内へ、あるいは逆の方向へ輸送する分子のことをいいます。通常はタンパク質からできている分子で、細胞内の粗面《そめん》小胞体（リボソームという小さな粒が表面に多数付着した小胞体）でつくられてゴルジ装置を経て細胞内に分布します。精油成分をリガンドとして、それを専門に運ぶトランスポーターがあるのではないかと考えられているのです。

はっきりしているのは、どの吸収経路であっても、アロマセラピーで人体に取り込まれる精油は微量だということです。この点においても、メディカルアロマセラピーは現代西洋医学と比較的容易に組み合わせられ、統合医療として、医療の質向上への大きな可能性を秘めています。

吸収経路で変わる精油の「効き方」

精油は植物から抽出した一〇〇％天然の芳香物質であり、様々な化学物質（有機化合物）が集まってできています。精油によって異なりますが、数十から数百の化学物質で構成されています。

「この個別の成分に、こういう作用がある」というところまでは、ある程度、明らかになっていますが、含まれている化学物質が複雑に影響し合っているために、精油によって体への作用が違ってくるのです。また、吸収経路の違いによって働き方も異なっています。経験的に効用・効能があるのは確かなのですが、なぜそうなるのかというメカニズムの研究はまだまだ不十分であるといっていいでしょう。

しかしながら、今までの基礎および臨床研究で、精油の働きが以下のように報告されています。

〈においの電気信号が脳を刺激して発生する作用〉

●自律神経系の調整

精油の芳香成分が嗅細胞の神経インパルスを発生させ、嗅神経から視床下部に伝達され、その情報は脳幹を経て自律神経系に作用します。この作用により、交感神経と副交感神経のバランスを整えます。不眠症にはいくつかの原因がありますが、夜間に副交感神経が優位にならず入眠できないのも原因の一つです。精油の香りは、こうした自律神経の不具合を調整する作用があります。

●ホルモン（内分泌系）の調整

ホルモンは全身の機能を調整する役割を担っています。脳の下垂体から分泌される下垂体前葉ホルモン（下垂体前葉から分泌される甲状腺刺激ホルモンなど多種のホルモンの総称）が、副腎皮質や甲状腺あるいは卵巣などに到達すると、その指令により、それぞれの器官から多種のホルモンが分泌されます。精油のホルモン分泌を調整する作用は、月経前症候群（PMS）や更年期障害の治療にも応用されています。

●免疫系の調整

免疫系もまた脳の視床下部が司っていると考えられています。視床下部の神経から出る情報は末梢の自律神経系を刺激し、骨髄における造血を調節します。さらに、そこから血液幹細胞（赤血球や白血球など様々な血液細胞のもとになる細胞）が末梢臓器に運ばれていき、末梢における免疫系の調節に関与している可能性のあることが最近の研究で明らかになっています。[*6] そのため、精油の芳香成分によって視床下部を活性化し、免疫系の働きを向上させることが期待されています。

●認知機能の向上

最近になって、アルツハイマー症、非アルツハイマー症、いずれの認知症の患者においても、精油の香りを嗅ぐこと（芳香浴）によって認知機能（物忘れなど）が向上する実験結果が報告されました（詳しくは第三章を参照）。

●感情・情動行動の調整

ヒトの感情や情動を司っているのが大脳辺縁系の、特に扁桃体と呼ばれる部位です。精油の芳香成分によって発生した神経インパルスはこの大脳辺縁系の神経細胞に働きかけ、不安感やうつ状態などの改善効果が認められています。実際にラットを用いた動物実験でも、精油の種類によっては扁桃体を活性化させることが報告されています。[*7]

〈経鼻吸収に経皮吸収を組み合わせたときの代表的な作用〉

●体質改善作用

精油は肝臓、肺、リンパ系、腎臓、腸、汗腺などの機能を調節し、粘液、大便、尿、月経血などに含まれる有害な物質の排泄を促進します。解毒と血液浄化により、体質を改善する作用があるといわれています。

●鎮痛作用

精油の鎮痛作用としては、オピオイド（モルヒネなどの鎮痛作用を持つ様々な物質）受容体に結合して疼痛を抑える作用や、組織の損傷により生成される生理活性物質、プロスタグランジンの生合成を阻害する作用などのあることが知られています。アロマセラピーは痛みの閾値《いきち》（それを超えると痛みを感じる境界の値）を変えることによって、特にがん性疼痛を抑え痛みを緩和することも報告されています。したがって、痛みの予防・緩和、特にがん患者の終末期の緩和医療にも役立つでしょう。[*8]

〈主に経皮吸収による作用〉

●抗炎症作用

炎症を促進する化学的因子にはヒスタミン、セロトニン、ブラジキニン、プロスタグランジン、サイトカインなどがあり、精油がこれらの物質の産生を阻害し、炎症を鎮める働きがあると考えられています。ただし、精油の種類によって作用する炎症物質が異なるので、症状に合わせて、異なる精油を処方します。

●抗菌・抗真菌作用

数多くの精油に抗菌作用があり、特に抗菌作用が強いのはティートリーの精油です。ティートリー精油の成分が微生物の細胞膜のリン脂質二重層を溶解し、死滅させる働きも認められています。カビなどの真菌を抑える抗真菌作用もあります。そのほかに免疫系の活性化、抗炎症などの働きにより、総合的に細菌や微生物などによる感染症を抑制します。

そのほか精油の芳香物質には、発汗、利尿、鎮咳《ちんがい》、去痰《きょたん》、抗けいれん、癒傷《ゆしょう》などの作用がありますが、精油の種類と吸収経路によって作用が異なるため、使用するときには正しい知識が必要です。

嗅覚異常は病気のサイン――嗅覚と老化

私たちの多くは五〇代になると、嗅覚が徐々に衰え始めます。老化に伴う嗅覚の障害で多いのは、嗅覚が衰える嗅覚減退と、嗅覚がなくなる嗅覚消失です。実際に、嗅覚機能を測定すると、高齢者の約四〇%で嗅覚が低下していることが報告されています。ただし、視覚や聴覚などと比べると、嗅覚は加齢の影響は少ないようです。これは嗅細胞には再生能力があり、老化してもにおいを感受する細胞の機能低下がほかの感覚より緩やかだからと考えられています。

嗅覚は高齢者に多い疾患の早期発見につながると注目されています。

六五歳を過ぎるとアルツハイマー病やパーキンソン病の患者が増加します。ことにアルツハイマー病の初期ではにおいがすることはわかるが、何のにおいであるかしばしば判別できなくなるので、嗅覚検査が脳の器質異常の早期診断に役立つ可能性が指摘されています。加齢による嗅覚障害なのか、あるいは病的な原因による嗅覚異常なのかは、CTやMRIあるいはPET（ポジトロン放射断層撮影法）などの脳機能検査で診断できます。

嗅覚障害は、においの伝達経路のどこが障害されるかによって、①呼吸性（鼻の変化）、②末梢性（鼻から脳へ投射する嗅神経の変化）、③中枢性（においを受け取る脳そのものの機能変化）の三つに大別されています。

嗅覚障害全般でもっとも多い原因は、アレルギー性鼻炎や慢性副鼻腔炎（ちくのう症）といった鼻疾患です。たとえば、風邪を引くと鼻の空気の通り道（鼻道）が詰まり、においい分子が嗅覚受容体へ到達できないために、においそのものがよくわからなくなります。

嗅覚は味覚に影響するので、多くの人は風邪のときに食べ物の味がよくわからなくなる経験をしているでしょう。また、無害なにおいが不快に感じられる嗅覚異常は、副鼻腔（顔面や頭蓋の骨の中に空いている腔）や口腔内の感染症によるものが多いようです。高齢者が寝たきりになると口腔内の衛生状態を保てずに感染症を引き起こし、嗅覚異常になるケースもあります。

嗅神経や脳そのものの損傷で、嗅覚障害や嗅覚消失が生じます。永久的な嗅覚消失でもっとも多いケースは、自動車事故などによる頭部外傷です。また、鼻孔と脳を隔てている骨（篩板）近くに腫瘍ができると、嗅神経を圧迫して嗅覚障害・消失を起こします。いずれも、嗅神経線維の損傷や切断が原因です。嗅覚刺激をキャッチする脳内に腫瘍がある場合も、嗅覚の異常が見られます。

妊婦がにおいに敏感になることは、よく知られています。これはにおいの伝達経路の損傷や障害によるものではありません。原因はよくわかっていませんが、妊娠するとホルモンバランスが大きく変化します。そのため、神経過敏や精神的に不安定な状態に陥りやすく、嗅覚過敏になっていると考えられています。このような心因性嗅覚過敏は、わざと目立つ振る舞いをして人の目を引きたがる演技性人格障害の人に起こる傾向もあります。

嗅覚は、簡単な検査でレベルを診断できるのがメリットです。嗅覚検査では、被験者の片方の鼻孔の下に芳香性物質（せっけん、バニラビーンズ、コーヒー、スパイスのクローブなど）を近づけてそれぞれのにおいを判別します。ちなみに、味覚検査では、甘味（砂糖）、酸味（レモン汁）、塩味（塩）、苦み（アスピリン、キニーネ）の四種類が使われます。嗅覚検査で異常が認められた場合、嗅神経の通り道である篩板の近くに腫瘍、膿瘍《のうよう》、骨折などの器質的な異常があるかどうかは、頭部のＣＴやＭＲＩで診断します。

嗅覚の変化はある意味、脳からのサインの一つです。ところが、痛みなど直接的な苦痛をともなわないため、せっかくのサインを見過ごしがちなのです。老化による嗅覚の衰えはあらがえませんが、嗅覚異常が重大な疾患の早期発見につながるケースもあり、症状の悪化や病気予防の一指標として期待が高まっています。

そこで次章では、メディカルアロマセラピーのがんや認知症、肥満防止やメンタルヘルスなどへの効果についての最新研究を紹介します。

注

＊1　官能検査とはヒトの感覚（視覚、聴覚、味覚、嗅覚、触覚）を用いて、様々なもの（食品、化粧品

など）の特性を、一定の手法に基づいて評価あるいは測定したりすること。食品などの嗜好性のあるものについては現在のところ、ヒトが直接判断する官能検査が理化学的測定法よりも優れていると考えられている。

＊2 日本アロマセラピー学会編『アロマセラピー標準テキスト　基礎編』17ページ、図序2・1、丸善出版に典拠。

＊3 日本アロマセラピー学会編『アロマセラピー標準テキスト　基礎編』80ページ、図1・1、丸善出版より転載。

＊4 日本アロマセラピー学会編『アロマセラピー標準テキスト　基礎編』7ページ、図序1・2、丸善出版に典拠。

＊5 塩田、論文未発表。

＊6 Satoshi Yamazaki, Seiji Shioda, Hiromitsu Nakauchi, et al. "Nonmyelinating Schwann cells maintain hematopoietic stem cell hibernation in the bone marrow niche", *Cell*, 147(5):1146-58, 2011.

＊7 近藤高史ほか「精油のにおいと脳活動変化」『日本アロマセラピー学会誌』3（1）23－8、2004参照。

＊8 塩田清二、神保太樹ほか「アロマセラピーと痛み」『ペインクリニック』33（4）551－9、2012参照。

第三章　治りにくい・予防しにくい疾患に効く〈香り〉

～メディカルアロマセラピーの最新研究

1　医療現場で導入が進むアロマセラピー

アロマセラピーが医療分野で注目されているのは、実際の医療現場で、現代西洋医学では治りにくい、あるいは、予防しにくい疾患や症状に効果・効能が見られるからです。最近の研究によって、アロマセラピーの科学的根拠（エビデンス）を示す、学術的にも内容が充実した論文が次々と発表されています。

本章では、におい、つまり、精油の効果・効能に関する最新研究についてお伝えしていきます。

なぜ「におい」が疾患や不調に効くのか

まず、アロマセラピーの代替補完療法としての導入が進んでいる背景には、精油のにおい成分が体に良い作用をおよぼすメカニズムの解明が進んできたことがあります。

疾患による症状を解決するには二つのアプローチがあります。一つは病変や傷ついている患部を治すこと。患部が治癒しなければ症状は改善しません。もう一つは脳へのアプローチです。精神神経疾患では脳内伝達物質の分泌、女性特有の疾患や不調では脳が調整しているホルモン分泌の乱れが原因の一つになっています。また、患部から送られた神経系の電気信号を脳がキャッチすることで、痛みなどの生体反応が引き起こされています。

「患部を治すこと」は西洋医学が得意とするところです。一方、精油のにおいの情報は脳に直接伝達されますから、脳で起こっていることが原因となる疾患や不調の改善が期待できます。アロマセラピーで病巣を切除することはできませんが、手術後の痛みや不快をやわらげることも可能です。加えて、現代人の病気や不調はストレスによるものも多く、ストレス緩和はアロマセラピーがもっとも得意とするところです。

また、身体の恒常性維持（ホメオスタシス、後述）の働きをコントロールしているのは脳の視床下部です。においの情報は、嗅神経から嗅球を経て視床下部にも届きます。視床下部からはさらに後ろの脳幹にむかって神経が投射し、自律神経の元となる神経細胞を調節しています。そのため、病気や不調の予防にもアロマセラピーは有効と考えられているのです。

それでは、脳の中でどんなことが起こっているのかをまず知っておきましょう。

図3-1　視床下部と自律神経、内分泌系

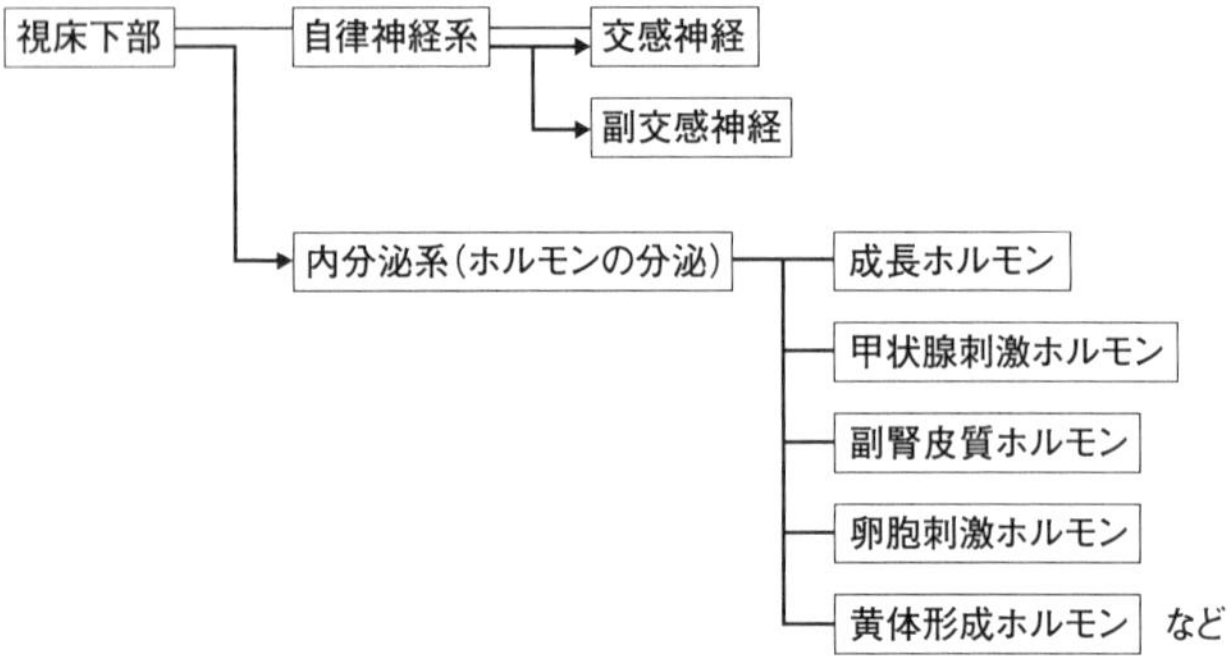

「健康」の仕組み——ホメオスタシス

私たちが健康で過ごしていられるのは、脳が体温、血液のpHなど様々な体内環境の恒常性を保ってくれているからです。これを恒常性の維持（ホメオスタシス）といいます。自律神経系や内分泌系は、視床下部から投射される神経によって直接あるいは間接的に調整されています。

体内環境を調整しているのが自律神経系です。交感神経と副交感神経は互いに拮抗《きっこう》した働きを持ち、生体のバランスをとっています。このバランスが崩れると、動悸やめまい、頭痛、下痢、全身倦怠感など様々な症状（自律神経失調症）が現れます。

ホルモンもまた体内環境を調整しており、その指令を出しているのも視床下部です。視床下部から出た神経の終末から、下垂体門脈内に神経伝達物質あるいは神経修飾物質と呼ばれる神経ペプチド因子が放出され、これが血液にのって下垂体に到達し、下垂体の前葉細胞にその信号が伝わり、成長ホルモン、甲状腺刺激ホルモン、副腎皮質ホルモン、卵胞刺激ホルモン、黄体形成ホルモンなどのホルモン（下垂体前葉ホルモンと総称される）の分泌刺激をします。それぞれのホルモンが血中に分泌され、末梢の内分泌臓器である副腎皮質や甲状腺、女性の場合は卵巣、男性の場合には精巣などに信号が伝達され、各器官からホルモンが分泌されて、体の恒常性が保たれています。

乱暴な言い方になってしまいますが、体の不調はこうした脳からの信号の伝達の乱れにより、各器官がきちんと働かないことが一因です。加齢にともなって、視床下部の働きも、その指令を受ける各器官の機能も衰えていきます。それはあらがえないことですが、においの情報によって、ある程度、体に負担をかけずに恒常性維持の調整ができることがわかってきました。そのため、西洋医学の臨床でもアロマセラピーが代替補完医療として用いられるようになってきたのです。

「痛み」や「不快さ」は脳で感じている

脳内には一〇〇〇億以上もの神経細胞（ニューロン）が存在し、そこから無数の神経線維が出て、脳内に網の目のように張りめぐらされています。この神経細胞に信号が瞬時に伝達されて、ヒトの行動や感情が引き起こされ、あるいは記憶されていくのです。

この神経細胞同士は直接接触していません。神経細胞と神経細胞の連結部は前にも述べたシナプスで、細胞と細胞の間はシナプス間隙《かんげき》という小さなすき間が空いています。すき間があるので電気信号は伝わらず、かわりに神経伝達物質という化学物質が情報伝達しているのです。

こうした神経伝達物質にはセロトニン、ノルアドレナリン、ドーパミンなど一〇〇種類ほどあり、セロトニンの放出が不十分だとうつ状態が出ると言われています。精油のにおいに抗うつ作用があるのは、こうした神経伝達物質の放出に関連していると考えられます。

また、精油の芳香成分は、様々な疾患による不快な症状を軽減してくれます。

痛みは不快なものですが、もし痛みを感じなかったら、病気やけがに気づくことはできません。そういう意味では、痛覚は生命の危機に陥らせないための事前の警告ともいえます。脳から発せられるこうした痛みもそのほかの不快な感覚も、においの情報によって緩和されることは、古くから経験的に認められています。

2　認知症患者の脳を刺激する〈香り〉

〈香り〉が認知症を改善する

　認知症とは、後天的な脳の器質障害で、いったん正常に発達した知的機能が継続的に低下した状態を指します。わかりやすく表現するならば、なんらかの原因で脳の記憶などに関与する神経細胞が死んでしまったり、あるいは働きが悪くなったりしたために、記憶力や注意力などの基本的知的能力から、計画立案や問題解決などの複雑な知的能力まで、認知機能が障害されます。そのために、日常生活全般に支障を来すのです。

　主な認知症としてはアルツハイマー病と脳血管性認知症があります。厚生労働省の発表によると、六五歳以上における認知症患者数は、年々増加し、二〇〇五年に一八九万人、二〇一〇年で二二六万人となり、二〇一五年には二六二万に増加すると予測されています。将来的に、高齢者の一割近くが認知症と診断されると考えられています（厚生労働省一九九四年度「痴呆性老人対策に関する検討会報告」より）。

　現在、認知症の患者さんの薬として、脳循環改善薬や脳代謝改善薬、精神病治療薬などが用いられています。ただ、老人は若者にくらべて体力が低下していて若い人よりも薬の副作用が出やすいため、介護者にとっては薬の管理や服薬などに、より注意が必要であるといえます。

認知症の患者さんに使われている薬は、脳代謝改善薬（神経細胞に直接作用して細胞内の代謝を活性化させる薬）を兼ねる脳循環改善薬（脳内の血液循環を良くして脳に酸素や栄養を与え、間接的に神経細胞を活性化させる薬）としてセロクラール、ケタス、サアミオンなどがあり、特に認知症で使用される脳代謝改善薬としてはシンメトレルなどがあります。一方、アルツハイマー型認知症の治療薬としては、塩酸ドネペジル（製品名アリセプト）、メマンチンなどがよく使われています。これらの薬は、神経伝達物質のアセチルコリンを分解する酵素（アセチルコリンエステラーゼ）の働きを抑えて、コリン作動性ニューロンの働きを高めると言われています。

さらに最近（二〇一一年）では、メマリー（NMDA受容体拮抗薬）やレミニール（ニコチン性アセチルコリン受容体の刺激と伝達物質放出促進）などが国内で承認されています。これら認知症に使われている薬は、認知症症状の進行を遅らせる効果はありますが、認知症そのものの改善をはかれません。

そのほかに、精神病治療薬として、睡眠薬、抗うつ薬、抗不安薬、抗精神薬など様々な薬を認知症患者さんの症状に応じて用いることもあります。

アルツハイマー病は薬物治療ができるようになってきましたが、根本的に治すことは難しく、いまだに確実な治療法は確立していません。

精油のにおい分子（芳香物質）により、嗅細胞に神経インパルスが生じると、その情報は嗅球の糸球体に集まっている嗅細胞の軸索を経て、二次ニューロンに情報が伝達されます。さらにそのにおいの情報は大脳嗅皮質へと送られます。こうしたにおいの情報のリレーと、その情報が伝わった脳の部位、特に学習や記憶をになう部位（海馬、大脳皮質など）を活性化させる作用は、認知機能の改善をすると考えられます。

アロマセラピーで生活リズムをつくる

鳥取大学の神保太樹博士（現昭和大学医学部兼任講師）と浦上克哉教授は、アルツハイマー病一七人を含む、二八人の認知症の高齢者を対象として、アロマセラピーの効果を検討しました。

対象者には二八日間、毎朝ローズマリーカンファーとレモンの精油を、毎夜真性ラベンダーとスイートオレンジの精油の芳香浴を、それぞれ二時間ずつ行いました。

すると、アロマセラピー期間中は、患者の抽象的思考力が有意に改善されたのです。その後アロマセラピーをやめると、徐々に元の状態に戻ることがわかりました（図3−2 グラフの縦軸にあるTDASスコアとはタッチパネル式認知症評価法の点数。スコアが高いほど認知障害が重度。横軸は1週間目：実験前の準備期間、2週間目：実験開始［芳香浴なし。実験環境に馴化《じゅんか》させる］、3週間目：芳香浴の実施、4週間目：芳香浴をやめて実験前の状態に戻す、という実験過程を表します）。

また、特別養護老人ホームに入居する、高度アルツハイマー病患者六五人を含む高齢者七七人を対象に同様の調査を行ったところ、高度アルツハイマー病患者において、TDASスコアが有意に改善しました（図3−3）。

この二つの調査研究から、アロマセラピーは認知症患者の症状の悪化を予防するだけでなく、さらに認知機能を向上させることがわかりました。興味深いのは、高度アルツハイマー病患者においても一定の効果が見られたことです。高度アルツハイマー病患者の脳をCTで撮影すると、脳全体が萎縮《いしゅく》し、かなりの神経細胞が細胞死を起こしています。脳自体が機能不全を起こしている重症の患者さんで効果が見られたということは、アロマセラ

図3-2　認知症患者へのアロマセラピーの効果*1

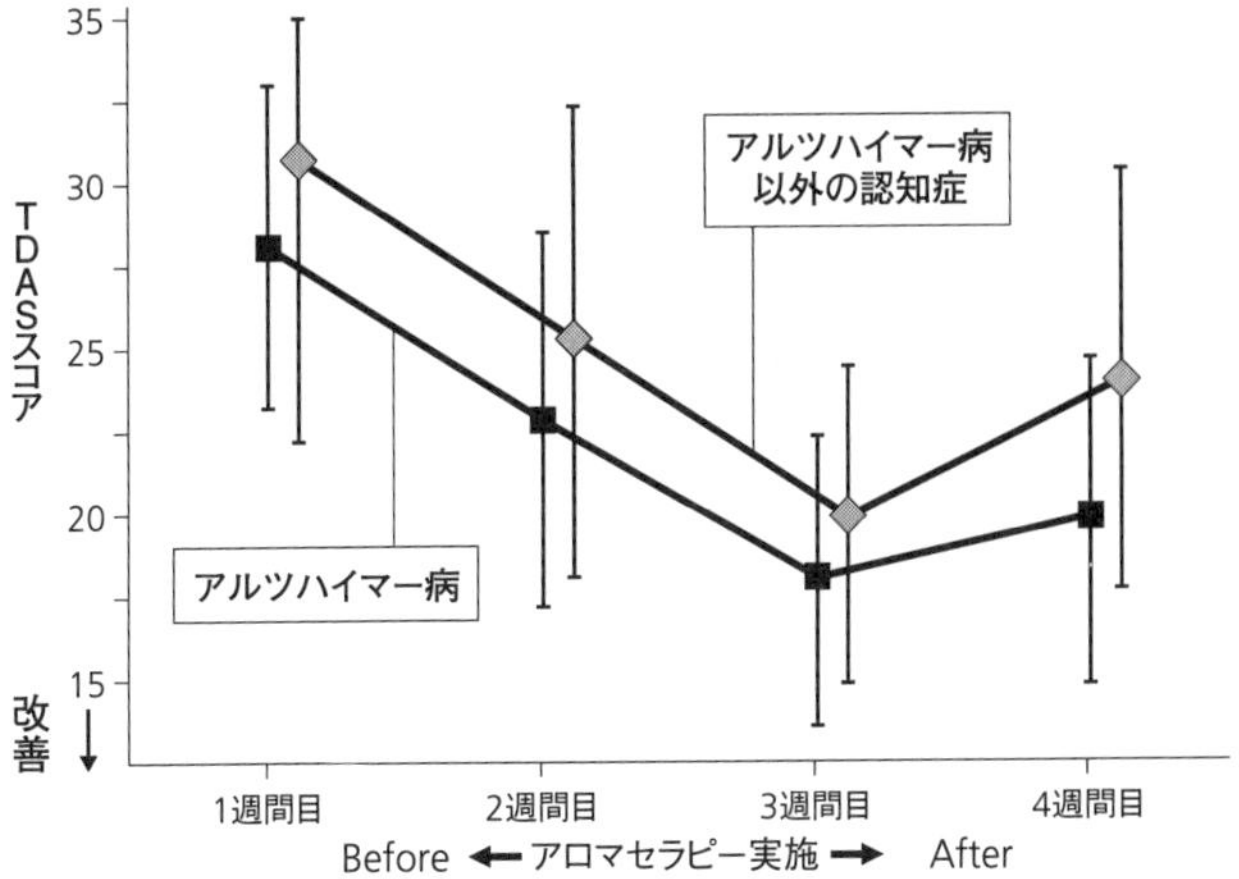

図3-3　高度アルツハイマー病患者へのアロマセラピーの効果*2

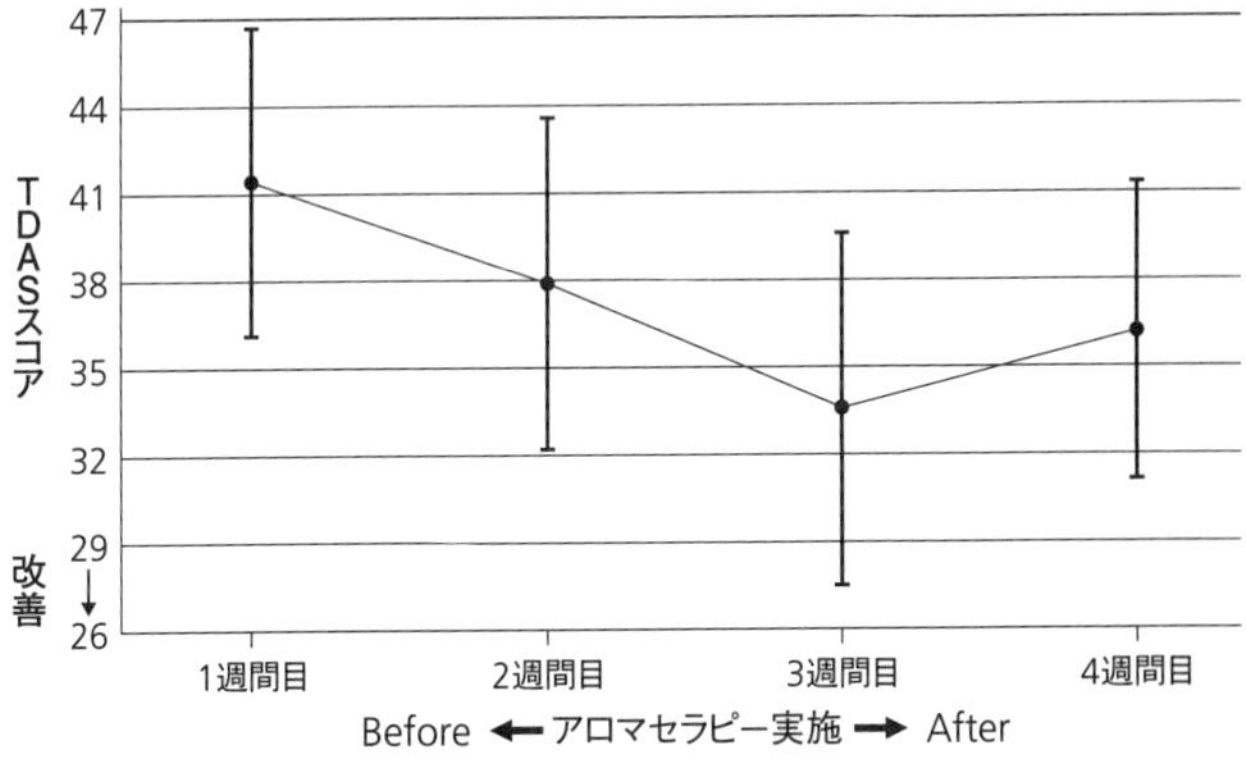

※高度アルツハイマー病患者に対しての評価／全例重度アルツハイマー病での評価（特別養護老人ホームに入居中の高度アルツハイマー病患者を対象とした）

ピーは認知症の症状改善のかなり有望な選択肢になりうると考えられます。

現在、臨床応用されている認知症の薬は、症状の遅延効果はあるものの、認知能力を上げる作用についてはその効果が低いことから、アロマセラピーを従来の西洋医学的な治療と併用することで、認知症の予防や治療により役立つことが期待されます。

認知症の患者では時間認知が衰え、サーカディアンリズム（概日《がいにち》リズム：朝に目覚め、夜は眠くなるなど、約二四時間周期で起こる生理現象）が崩れやすい傾向があり、深夜の徘徊などが起こります。

神保氏らの研究で、朝に用いたローズマリーカンファーとレモンの精油は、交感神経を刺激して体を活動的な状態にし、集中力を高めて記憶力を強化する作用があると考えられます。一方、夜の就寝前に用いた真正ラベンダーとスイートオレンジの精油には鎮静作用があり、副交感神経を優位にし、不眠改善や不安軽減を促しました。昼と夜に異なる精油を用いたのは、サーカディアンリズムの調整が狙いでしたが、最近の研究結果では、昼間に交感神経系を刺激する精油を用いるだけでも、認知症の改善効果があることがわかってきました。[*3]

3 アルツハイマー病

加齢が原因ではない「物忘れ」

アルツハイマー病は、脳を構成している神経細胞が通常の老化よりも急速に減少し、正常な働きを徐々に失っていき、認知症になっていく病気です。全世界の患者数はおよそ一八〇〇万人、日本では六〇万人と言われています。原因はまだわかっていませんが、遺伝的な要因に加えて生活環境の影響が重なって発症するとされています。四〇歳頃から九〇歳にいたるまで広い範囲の年齢で発病しますが、六五歳以上ではかなり多くなります。男女比は一対二で、女性に多い傾向が見られます。認知症のおよそ四〇％がアルツハイマー病、三〇％が脳血管性（脳梗塞や脳出血）であり、近年徐々にアルツハイマー病の割合は増加しています。神経が変性死する病気の中では一番数が多いと言われています。

アルツハイマー病で最初に見られる症状は物忘れであり、人やものの名前がなかなか出てこないことが増えます。また何度も同じことを聞く、同じことを言う、大切なもの、たとえば財布などをなくす、しまった場所を忘れる、約束をすっぽかす、蛇口を閉め忘れる、トイレの水を流し忘れるなどが代表的なものです。こうした物忘れは「年のせい」と本人も家族も考えがちですが、今までと様子が異なり、漠然とした体調の不良を訴えたり、外へ出るのが面倒になったりします。

単に加齢による物忘れでは、どこに置いたかはとっさには思い出せなくとも、「忘れた」ことはわかっています。アルツハイマー病では、財布を忘れた、という事実そのものを忘れてしまいます。つまり、経験した内容だけでなく、経験したこと自体も忘れてしまうのです。病状が進行すると、日常の生活にも不都合を生じます。

アルツハイマー病は物忘れから認知症へと徐々に進行していく病気です。認知症では、新しいことが覚えられない、経験したことを思い出せないという記憶の障害とともに、思考や判断力の低下、言葉の異常、行動の異常が出てきて、今まで営まれてきた仕事、日常生活が困難になってきます。

アルツハイマー病は、脳の変性に基づく中核症状とそれにともなって起きてくる周辺症状に分類して考えます。中核症状は、アルツハイマー病の患者すべてに現れる症状で、記憶力が低下する、時間や場所を認識することができなくなる、判断力が衰えてくるなどです。周辺症状は、患者さんによって現れ方が千差万別で、幻想や妄想に囚《とら》われたり、混乱状態となったり、夜間に徘徊したり、攻撃したり、身なりにかまわなくなったりします。

アルツハイマー病患者の脳では早期に短期記憶を蓄える海馬、本能的な情動に関係する扁桃体、ホルモンを調節し自律神経をコントロールする視床下部に糸くずのような物質が見られる神経原線維変化が起きています。アルツハイマー病患者で、早期に嗅覚機能障害が進行するのは、こうした脳の部位の変性が起こっているからだと考えられます。

においの情報は海馬や扁桃体といった部位を含む大脳辺縁系に伝わって、その下にある視床下部に伝達されます。また、大脳辺縁系と視床下部は神経性の連絡をし合っています。脳は外部刺激に反応します。精油のにおいを嗅ぐことで、認知症によって脳の変性が見られる大脳辺縁系や視床下部に「刺激」となる情報が確実に届けられ、機能が衰えてきた部分を活性化させることができると考えられるのです。

「嗅覚異常」が早期発見のカギ

アルツハイマー病の根本的な治療法は確立されていませんが、早期に発見し、投薬や非薬物治療法を開始すると、病気の進行を食い止める効果が高まります。しかし、初期のアルツハイマー病では物忘れや他の認知障害などの症状が目立たないために、周囲が気づいたときにはかなり状態が進んでいることが多々あります。

最近、嗅覚とアルツハイマー病の関係を示唆する興味深い論文が発表されました。アルツハイマー病の神経原線維変化は神経細胞から神経細胞へと伝わり、嗅皮質から海馬、新皮質へと伝染病のように拡散するという研究結果が米科学誌の「*PLoS ONE*（プロスワン）」で発表されたのです[*4]。

この発見を応用すると、アルツハイマー病を早期に発見して拡散を止め、進行を食い止められる可能性があります。となると、早期発見と治療の鍵をにぎるのは拡散が始まる嗅皮質。ここに直接作用するのがにおいの情報です。特に嗅細胞は、成人の神経細胞では唯一といってよいくらいに神経再生が起きているところですので[*5]、におい刺激を頻繁に与えてこの細胞の再生を活発化すれば、認知症の予防につながる可能性があるのです。

前にも述べたように、アルツハイマー病ではごく初期から嗅覚異常が現れます。そこで、神保氏らはこうした疾患の特性から、嗅覚検査で早期発見を目指す検査方法の研究も進めています。早期アルツハイマー病と診断された平均約八〇歳の患者三三人と、年齢の近い非患者四〇人の二つのグループで、においを嗅ぎ分ける嗅覚検査を実施したのです[*6]。

この実験で嗅ぎ分けるにおいの種類は、ヒノキ、メントール、家庭用ガス、にんにくなどの一二種類で、そのうち五種類以下しか嗅ぎ分けられなかった人を「異常あり」と判定しました。さらに、認知症簡易テスト（ミニメンタルステート検査）では三〇点満点中二四点以上で病気ではないと判定されていた、ごく早期の患者にも八五％で嗅覚異常が見られました。

この嗅覚による検査法が実用化されると、従来の検査では見落としていた、ごく早期のアルツハイマー病を発見できるようになるでしょう。アルツハイマー病のような進行性の疾患では、本人や家族が病気であることを認めたくないという心理がどうしても働きます。これが早期発見、早期治療の障害になり、症状を悪化させる一因にもなっています。嗅ぎ分けられるにおいの有無が明示されれば、前向きに治療に取り組めるのではないでしょうか。

さらに、神保氏らは早期患者らには脳の画像診断も行っています。においの種類によって、ヒトの脳が活性化する部位や活性度がわかってくると、検査用のにおいで何を用いるべきかが見えてきます。これまで検査しにくかった認知症分野でのにおいの活用は、今後、大いに期待できそうです。

また、認知症におけるアロマセラピーの効用は、変性した部位を活性化させるだけではありません。神保氏らの研究で使用した、レモンやラベンダー、オレンジスイートは多くの人が「いい香り」と感じるにおいです。芳香浴は室内の空気中に、その「いい香り」を漂わせるだけですから、においの好き嫌いには個人差があるものの、治療において患者に不快感を与えることは、ほとんどないといって良いでしょう。このように簡便かつ継続的に利用できるのもアロマセラピーの大きな利点です。

4 がん

がん治療において高まるアロマセラピーの重要性

アロマセラピーはがんに対する代替補完医療として、すでに多くの医療機関で採用されています。その効果は、大きくまとめると次の三つです。

①精油の芳香浴やアロマトリートメントによるがん患者の心理状態、特に不安感やうつ症状などの精神的改善

②がん性疼痛などの身体的症状の改善
③抗がん剤や放射線療法の副作用の軽減

さらに最近では、精油およびその成分による抗がん作用の可能性がわかってきました。今までいろいろな研究者によって、精油ががん細胞の細胞死を引き起こす効果について実験研究がされてきています。

私たちの研究室でも数年前から、精油によるがん細胞の細胞死について研究を行っています。まだ実験研究の段階ですが、将来的には精油の吸入や皮膚から吸収することにより、肺がんや皮膚がんなどのがん細胞に直接精油が作用して、細胞死をもたらすことの解明を期待して研究を進めています。

ある種の精油成分にはがん細胞のアポトーシス（自然細胞死）を誘因するものがあることがわかってきました。まだ研究段階で論文作成まで行っていませんが、その精油成分の特定や細胞死の分子機構などの解析を現在行っているところです。さらに研究が進み、精油の抗がん作用のメカニズムと抗がん成分がわかると、現代西洋医療の抗がん剤とアロマセラピーを組み合わせた統合医療が確立されると考えられます。

抗がん剤は非常に強い薬です。がん細胞を攻撃して増殖を抑え、悪性腫瘍を縮小させますが、それと同時に、正常な細胞も攻撃します。抗がん剤の代表的な副作用である吐き気と嘔吐は、抗がん剤という異物を体が外に吐き出そうとする生理的な防御反応です。また、抗がん剤が正常な細胞を傷つけ、口内炎や皮膚炎を引き起こし、時には臓器の組織障害から重篤な症状に陥る場合もあります。このように、抗がん剤は副作用が大きく、がん患者のＱＯＬ（生活の質）を下げることから、アロマセラピーを併用することにより抗がん剤の量を軽減できれば、統合医療としての意味が出てくるでしょう。

「不死の細胞」を精油でコントロールする？

ここで、昭和大学医学部の青暢子博士（生化学）による研究をご紹介します。青氏は培地培養したヒト肺小細胞がん（ＳＢＣ－３）、ヒト悪性メラノーマ（皮膚、MeＷＯ）、ヒト悪性メラノーマ（皮膚、Ｇ－３６１）、正常ヒト皮膚線維芽細胞に、サイプレスとジンジャー、ローズウッドの三種類の精油と精油成分（八種類）を二四時間暴露して次の三つを測定しました。

測定したのは、細胞毒性試験（ＭＴＴアッセイ）、single-stranded DNA（ssDNA＝一本鎖ＤＮＡ）量、Caspase-3活性量（カスパーゼ）です。細胞毒性試験により細胞死が測定できますし、

図3-4　がん細胞に影響を与える精油[*7]

非常に強い	サンダルウッド、パチュリ、レモングラス
強い	イランイラン、スイートオレンジ、グレープフルーツ、サイプレス、ジュニパーベリー、フランキンセンス、ベルガモット、メリッサ、レモン
やや強い	クラリセージ、ゼラニウム、ティートリー、ネロリ マージョラム、ローズマリー
やや弱い	カモミールローマン、真正ラベンダー、ニアウリ、プチグレン、ペパーミント
弱い	ユーカリ、ローズウッド

遺伝子にどれくらい傷がついたかはssDNA量を測定すればわかります。さらに細胞が自然死（アポトーシス）を起こす場合には、DNAを分断する酵素であるCaspase-3の活性を調べることで、その程度を判断できます。これらの測定手段は、細胞が精油によってどれくらい障害を受け、自然細胞死がどれくらいの頻度で起きるかを調べるための方法です。

その結果、細胞毒性試験から、精油および精油成分は、がん細胞に対して細胞死を誘導することがわかりました。精油および精油成分には腫瘍縮小効果が期待できると推測されます。また、ssDNA量とCaspase-3活性量から、精油および精油成分が誘導する細胞死はアポトーシスであり、成分が有機化合物であることから、がん細胞膜を溶解して、細胞質内に侵入し、がん細胞のDNAを断片化すると考えられます。

がん細胞は遺伝子変異によって自律的で制御されずに増殖する「不死の細胞」です。青氏の培養実験の研究が示すように、精油および精油成分が実際に体の中のがん細胞のアポトーシスを引き起こすならば、がんの進行や転移を遅らせたり、あるいは治癒させたりできるかもしれません。アロマセラピーは、将来的にはがんの統合医療に応用できる可能性があります。

がん細胞を「攻撃」する精油

これらの実験から判明した高い抗がん作用が期待される精油成分に、ゲラニオールがあります。ゲラニオールとは、ゼラニウムやローズ、パルマローザなどの精油に多く含まれる、モノテルペンアルコールです。こうした精油は、アロマセラピーでは抗感染症や免疫機能を活性化する作用があるとして用いられてきました。一九九七年に米国インディアナ大学のイヴェット・バークらが、マウスの摂食試験で難治性の膵《すい》がん細胞の増殖が抑制されるという論文を発表し、注目が集まりました。[*8] その後二〇〇四年に、トロント大学のロビン・ダンカンらが乳がん細胞の増殖抑制などを発表しています。[*9]

特に注目されているのは、フランスのINSERM（国立保健医学研究所）のステファニー・カルネセッキらの抗がん剤とゲラニオールの併用実験です[*10]（図3-5）。抗がん剤5-Fu単体で用いるより、ゲラニオールを併用したほうが、がんの細胞死を促し、さらにゲラニオールが高濃度だとその作用がより高まると報告しています。ゲラニオールが抗がん剤の効果を高めて、治療の相乗効果となる可能性が示唆されているのです。

ゲラニオールを含有するゼラニウム以外にも抗がん作用があると考えられる精油には、ローズマリーカンファー、シソ、クスノキなどがあります。これらの精油には殺菌や抗ウイルス作用のあるモノテルペン炭化水素やモノテルペンアルコールなどの成分が含まれています。研究者たちは、これらの精油にターゲットを定めて、精油の抗がん作用の研究を進めています。

たとえば、ローズマリー精油をマウスに経口投与したところ、肝がん細胞系のHep3Bに有意な抗腫瘍《しゅよう》効果があり、加えて、転移など悪液質に関わるTNF-α（腫瘍壊死《えし》因子）の抑制作用も見られました。[*11]

また、シソ精油およびクスノキ精油はメラノーマや腎細胞がん、前立腺がん、乳がんなど

図3-5　ゲラニオールによる抗がん作用

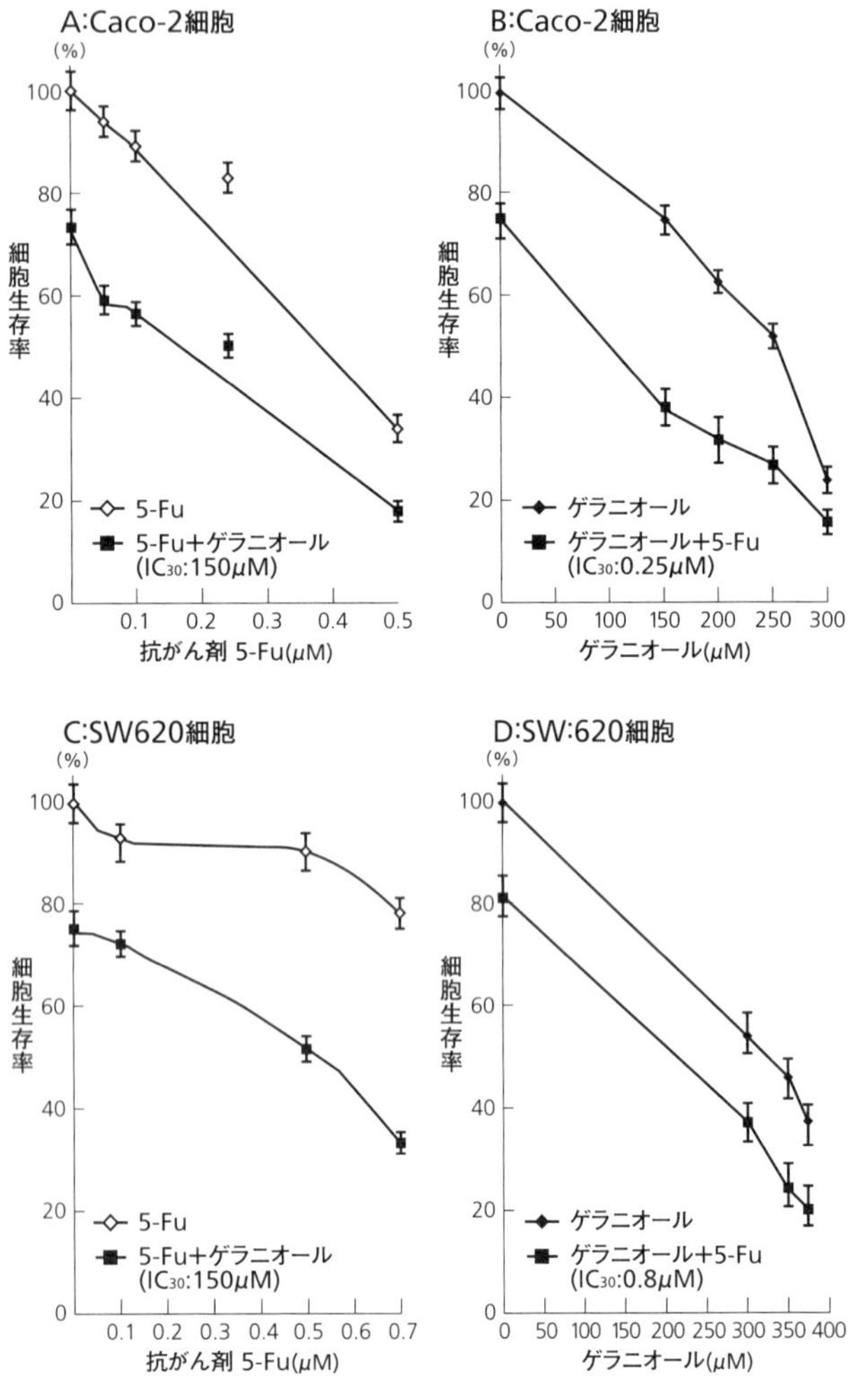

の細胞株によって殺細胞作用が調査され、強い抗がん作用があることが示唆されています。[*12]

つらい症状を緩和する〈香り〉

がん患者は化学療法や放射線治療、あるいは疼痛管理のモルヒネなどの副作用に起因する症状に苦しんでおり、その緩和も課題になっています。

現在、こうした症状の緩和に以下のような精油による芳香浴やアロマトリートメントが実施されています。

末期のがん患者は、モルヒネの副作用で自力での排便が困難になっていきます。下剤が処方されても、体力のない患者の場合は下痢に苦しむケースがあります。これまでの臨床例では、穏やかな下剤と腹部のアロマトリートメントの併用で便秘が解消されることが多く、定期的な腹部への施術で下剤が不要となった患者さんもいます。がん患者の便秘の場合、ローズウッド、レモン、ジンジャー、真正ラベンダーなどの精油を用います。

また、治療の副作用による吐き気や嘔吐は、レモン精油を一～二滴、施術者の手のひらにたらし、みぞおちを中心に手を当て、円を描くようにトリートメントして症状の緩和を促します。浮腫《ふしゅ》や腹水にはサイプレス（ホルモン依存型がんでは使用しない）、グレープフルーツ、スイートオレンジ、レモン、真正ラベンダーを用いて軽くなでるようにゆっくりとトリートメントをします。力を入れすぎるとかえって悪化する場合があるので、注意が必要です。

日本の医療機関でこうしたアロマセラピーによる症状緩和の施術例は増えつつありますが、医療機関の約八割で導入されているフランスやベルギーと比べるとまだまだです。日本では、教育とトレーニングを受けた看護師などの医療従事者が不足していることもその理由でしょう。また残念なことですが、病棟で施術を行う場合、いい香りにもかかわらず、同室のほかの患者さんに迷惑をかける、と医療機関側が忌避する傾向もあるようです。

課題はがん細胞に「どう届かせるか」

抗がん作用が認められるのは経口投与、ないしは、培地培養されたがん細胞への暴露です。精油の抗がん作用の研究はまだ道半ばといったところです。ヒトに応用するのは、まだまだ先のことですが、まず動物実験でがん細胞に対する精油および精油成分の治療効果についての研究を行う必要があります。がん細胞のアポトーシス効果を持つ精油あるいは精油成分を、どのようにしてがん細胞まで到達させるかが将来的なヒトへの臨床応用の課題となるでしょう。

精油をアロマセラピーで使う場合には、吸入や塗布をするので、特に肺がんや皮膚がんなど、精油に直接触れる可能性の高いがん細胞については有効であると考えられます。正常細胞の細胞死を起こさない濃度の精油が肺がんや皮膚がんの細胞を自然死させることから、アロマセラピーを利用したがんの治療が確立されるかもしれません。

後述しますが、疼痛はがんと切り離せない課題です。疼痛には脳からの指令、あるいは脳内で発生する物質が大きく関与しています。精油のにおい情報による疼痛緩和は終末期医療の大きな課題ですが、これに対しても、アロマセラピーに大きな期待が寄せられています。緩和ケアについては142ページで詳しく説明します。

5 肥満

精油を嗅ぐだけでダイエットできる⁉

「満腹になった」と指令を出すのは、脳の視床下部腹内側核にある満腹中枢です。満腹中枢から早めに指令が出ると、過食を防ぎ、肥満予防につながります。また、活動量が高まる日中に交感神経がきちんと働いていると、体の代謝が促進されカロリー消費量や脂肪燃焼が高まります。このことから、満腹中枢を早めに働かせ、かつ、交感神経を刺激するにおいを嗅ぐと、過食防止と代謝促進でより肥満を予防できると考えられます。

現代人にとって肥満は最大のリスクファクターの一つといっても過言ではありません。肥満は、糖尿病、高血圧、脂質代謝異常など生活習慣病の原因とされ、また、生活習慣病を放置していると、心疾患や脳血管疾患などにつながる可能性が大きいからです。最近の抗加齢（アンチエイジング）の研究では、肥満が体の酸化や糖化（タンパク質などに糖鎖《とうさ》が結合してＡＧＥｓ＝糖化最終産物になること）を推し進めて、老化を進めることもわかってきました。

内臓疾患だけでなく、膝や腰の痛みなどの関節炎や変形関節症などの整形外科的疾患においても肥満による体重負担が治療に関係してきます。肥満の有無は見た目だけでなく、中年期以降の健康と生活を大きく左右します。においの肥満への効果が明らかになると、より体重のコントロールがしやすくなるでしょう。

食事制限と運動療法は、時にはつらかったり、あるいは、飽きてしまってやめてしまう方もいます。精油のにおいを嗅ぐことには不快感がなく、心地良さを感じる人がほとんどです。においは心への働きもありますから、これからのダイエットサポートに組み込んでいきたい領域です。

食欲を抑えるグレープフルーツの〈香り〉

柑橘系の精油は交感神経を優位にする作用があります。そのため、以前から、グレープフルーツのにおいには肥満予防の作用があるのではないかといわれてきました。

永井克也大阪大学名誉教授（生化学）と新島旭新潟大学名誉教授（生理学）らは、ラットで週三回一〇分間グレープフルーツ精油を嗅がせるグループと嗅がせないグループに分けて実験を行いました。[*13]

すると、六週間後、グレープフルーツ精油を嗅いだグループは、嗅がせなかったグループより約二〇グラム軽くなりました。また、グレープフルーツ精油を嗅いだラットは食事量が約七割に減り、食欲を減らす効果も判明しました。グレープフルーツ精油を嗅ぐことによりダイエット効果があることが、この動物実験で明らかになったわけですが、ヒトでどれくらい抗肥満効果があるかについては今後の研究が待たれます。

コラム5 なぜ寒い地方の人はグレープフルーツを好むのか

グレープフルーツの精油を嗅ぐと、交感神経が優位になり、脂肪を燃焼させて体の内部から熱をつくりだそうとして体温上昇が起こります。「ならば、寒い地方の人が好むのでは?」と考え、総務省統計局の家計調査（平成二〇〜二二年の一世帯当たりの平均）にあたってみました。すると、グレープフルーツ消費量がもっとも多いのは新潟市で年に五二二二グラム、もっとも少ないのは宮崎市で四九〇グラムでした。消費量ベスト一〇はすべて東北と関東、下から一〇位のうち八つは九州と四国でした。これはアロマセラピーの観点からすると、においが脳と体に与える影響を示す、とても興味深いデータです。どうやら寒い地方に住む人は知らず知らずに、交感神経を優位にするグレープフルーツのにおいや成分による「体を温める作用」を求め、対して温暖な気候の地方に住む人はグレープフルーツにさほど食指が動かないようなのです。

この作用はラットでも確認されています。ラットがグレープフルーツと同じ柑橘類のレモンのにおいを嗅ぐと、蓋ひもという脳の前部にある神経核（神経細胞が集まったところ）の神経細胞が活性化することを私たちはｆＭＲＩで観察しています。この蓋ひもは脳幹の副交感神経の出発点となる神経細胞を抑制することがわかりました。交感神経と副交感神経は拮抗するので、レモンが副交感神経を抑制し、交感神経を活性化させると考えられます。

食べ物の嗜好は地域によって異なることを、私たちは経験的に知っています。各地方で特に好まれる食べ物を洗い出し、それに含まれている芳香物質を分析すると、においによって体の機能をどう補完しているかがわかってくるかもしれません。

最近ではスナックなどの食べすぎで子どもがキレやすくなっているともいわれています。確かに、人間の脳は脂肪と糖質を組み合わせたものをおいしく感じ、脳内で快感を得たときに活性化する「報酬系」の神経伝達物質が放出されることもわかっています。もしかすると、そこに「におい」、つまり食品香料が関係しているかもしれません。私たちヒトの記憶にいちばん残っているのは、食物のにおいであることが多いからです。においと食物の関係については、今後さらに研究が続けば、より明らかになるでしょう。

6　動脈硬化性疾患

薬を飲み続けなければならない疾患への応用

　アロマセラピーで用いられる精油および精油成分には、交感神経抑制、血管拡張、気管支拡張、抗酸化、抗血栓、免疫機能賦活《ふかつ》、殺菌、抗ウイルスなどの作用があります。中でも、高血圧、脂質異常症、血栓症といった動脈硬化に関連する疾患で、アロマセラピーを代替補完医療として用いる報告が増えています。

　内科疾患の治療は主に薬物療法が中心で、適宜、食事療法と運動療法を組み合わせるのが一般的です。しかし、薬物療法で十分な効果が得られない場合や、強い副作用で継続投与できない人たちが大勢います。複数の疾患があると、薬剤の飲み合わせの関係から服用できない薬が出てくる場合もあります。そのため、アロマセラピーの活用が内科疾患においても、代替補完医療として導入され始めています。

また、高血圧症や気管支ぜんそくなどが代表的ですが、精神の状態が安定すると内科疾患の症状が軽減するケースがよく見受けられます。精油のにおいは脳に直接働きかけて、精神のバランスを調整します。精神におよぼす作用の面でも、内科疾患治療の効果を高めるという報告があるのです。

安らぐ〈香り〉で血圧をコントロールする

高血圧は生活習慣病の一つです。常に収縮期血圧（最高血圧）が一四〇㎜Hg以上、拡張期血圧（最低血圧）が九〇㎜Hg以上だと、高血圧症と診断されます。血圧は心臓から血液が大量に送られたり、血管が細くなって血液が通りにくくなっていると上昇します。血圧の上昇は交感神経刺激や血管収斂《しゅうれん》が大きな原因ですので、降圧薬として交感神経抑制作用のある薬剤や血管拡張薬が使用されます。問題なのは、軽度の高血圧症でも長期間放置すると、動脈硬化性疾患を引き起こし、重篤な状態になる危険性があることです。

これまでに、ラベンダーやイランイラン、ベルガモットのブレンドを四週間吸入することによって、ストレスホルモンと呼ばれるコルチゾールが低下し、血圧と脈拍の有意な低下が認められたり、一週間に一回、計八回、アロマオイル（ラベンダー、ローズゼラニウム、ローズ、ジャスミンの精油をブレンド）でトリートメントすると収縮期と拡張期の血圧がともに下がった、といった報告があります[*14]。いずれの精油のブレンドも、嗅覚からの神経インパルスが副交感神経を刺激しリラックス効果のある組み合わせです。精油のにおい分子の情報が脳の視床下部に伝わり、交感神経と副交感神経のバランスを調整することで、血圧の上昇を抑制したと考えられます。

血液の酸化を防ぐ——脂質異常症への効果

脂質異常症はかつて高脂血症と呼ばれた疾患で、生活習慣病の一つです。血中の脂質が過剰（もしくは不足）している症状で、脂質の種類によって高コレステロール血症、高LDL（低分子リポタンパク）コレステロール血症、低HDL（高分子リポタンパク）コレステロール血症、高トリグリセリド血症などに分類されます。脂質異常症も高血圧症と同じく、長期間放置すると動脈硬化性疾患を引き起こします。

精油に含まれているテルピノレン、チモール、オイゲノールなどの成分は、動脈硬化を進めるLDLの酸化を抑制します。また、ブラッククミンの精油は、血清コレステロールレベルや中性脂肪レベルを低下させます[*15]。

動脈硬化に有効なアロマセラピー

生活習慣病とは、食生活や運動習慣、喫煙など、普段の生活習慣に起因する疾患で、代表的なものは高血圧症、脂質異常症、糖尿病（I型糖尿病を除く）、高尿酸血症です。そして、これらすべてを誘発するのが肥満です。

生活習慣病が問題視されているのは、日本人の死因の第二位である心疾患（心筋梗塞や狭心症など）や第三位の脳血管疾患（脳梗塞や脳血栓など）へと進行する可能性が高いからです。そして、いずれの疾患も最大要因は動脈硬化です。

動脈硬化とは動脈が肥厚して柔軟性が乏しくなった状態です。一般的に動脈硬化症と呼ばれるのはアテローム性（粥状《じゅくじょう》）動脈硬化症です。これは、動脈の内側に粥状《かゆじょう》（アテローム性）の隆起（プラーク）が発生して硬化した状態で、これが大きくなっていくと血流不良や遮断が起こり、脳梗塞や心筋梗塞の原因の一つになります。また、プラークが破れたところに血液のかたまり（血栓）ができ、これが剝がれて血管を詰まらせると虚血性心疾患や脳卒中、肺塞栓《そくせん》など致命的な急性疾患を引き起こします。

アロマセラピーはこれまでの臨床研究で、動脈硬化に関連する疾患に有効だとされています。その理由として、一つは精油に血管拡張作用があるからです。細くなった血管を広げることで血液の流れが良くなり、血栓で血管が詰まる危険性が低くなります。もう一つは、交感神経の抑制です。交感神経が亢進すると、心臓から送り出される血液量がどっと増えます。動脈硬化が起きていると血管が破裂しやすくなりますが、交感神経を抑制できればこうした危険性は低くなるのです。

アロマセラピーと動脈硬化の研究については、エジプトのドッキ国立リサーチセンターのアムル・エドリスが総説を書いています。[*16] ある種の精油や精油成分のガンマテルピネンはLDLの酸化を抑制する抗酸化力があると考えられ、テルピノレン、オイゲノール、シモースなどの精油成分にも抗酸化作用があると報告されています。またシソ科のキダチハッカは、血液中の脂質の酸化を抑制して動脈硬化を抑制するといわれています。

経鼻吸収にせよ、経皮吸収にせよ、アロマセラピーで体内に吸収される精油の成分はごく微量で、薬物との飲み合わせで支障を来すことはほぼありません。こうしたことから、動脈硬化性の疾患で薬物治療との併用が行われているのです。

7　女性特有の疾患

〈香り〉で女性ホルモンをコントロールする？

アロマセラピーが臨床で積極的に取り入れられている分野が婦人科です。月経前症候群や更年期障害など、女性特有の疾患の多くはホルモンバランスの乱れから生じます。ホルモン分泌の司令塔は視床下部と脳下垂体です。におい分子による嗅覚刺激が作用する部位であり、実際に臨床でも効果が報告されています。

女性ホルモンが分泌される経路もまた、においの情報のリレーと似通っています。まず、視床下部から性腺刺激ホルモン放出ホルモン（ＧｎＲＨ）が分泌されると、脳下垂体から卵胞刺激ホルモン（ＦＳＨ）と黄体形成ホルモン（ＬＨ）が分泌され、このＦＳＨが卵巣に届くとエストロゲン（卵胞ホルモン）が分泌されるのです。

精油の成分にはエストロゲンやプロゲステロンと同等の薬理作用はありません。つまり、芳香浴やアロマトリートメントで女性ホルモンを取り入れているわけではなく、においの情報が脳に届くことで、女性ホルモンの分泌量やバランスを調整しているのです。そういった面では、現時点において、アロマセラピーによる代替補完医療がもっとも効果を挙げている分野の一つといっていいでしょう。

それでは、なぜアロマセラピーで女性ホルモンの分泌が改善されるのでしょうか。それは、クラリセージやフェンネル、バジルなどの精油の「におい地図」が女性ホルモンと似通っているからかもしれません。そのため、「この情報はホルモンを出せという信号だ」と脳が判断し、それによって分泌量が調整されるという推測が成り立ちます。

谷垣礼子医師（現慶應大学医学部）らは二年間にわたり、東京都済生会中央病院で開設されたアロマセラピー外来で、月経困難症、月経前緊張症、卵巣機能不全、更年期障害患者を対象に精油の効果を調査しました。外来受診前とアロマセラピーを継続した一ヶ月後を比較すると、すべての疾患で症状の改善が見られました（図3-6）。そのうち更年期障害の患者は、約八〇％がクッパーマン指数で中程度以上の回復を感じたという結果になりました（図3-7）。この指数は更年期の不定愁訴を数値化する目的でつくられたもので、一一項目のすべての愁訴で高度なら指数の値が五一、まったくなければゼロとなります。

現在私たちの研究室では、更年期の患者さんの唾液を採取して、アロマセラピーの施術による唾液中の抗酸化能の向上やストレスホルモンであるコルチゾールの低下などを調査中で、近いうちに学会発表する予定です。

図3-6　アロマセラピー外来受診1ヶ月後の疾患回復率*17

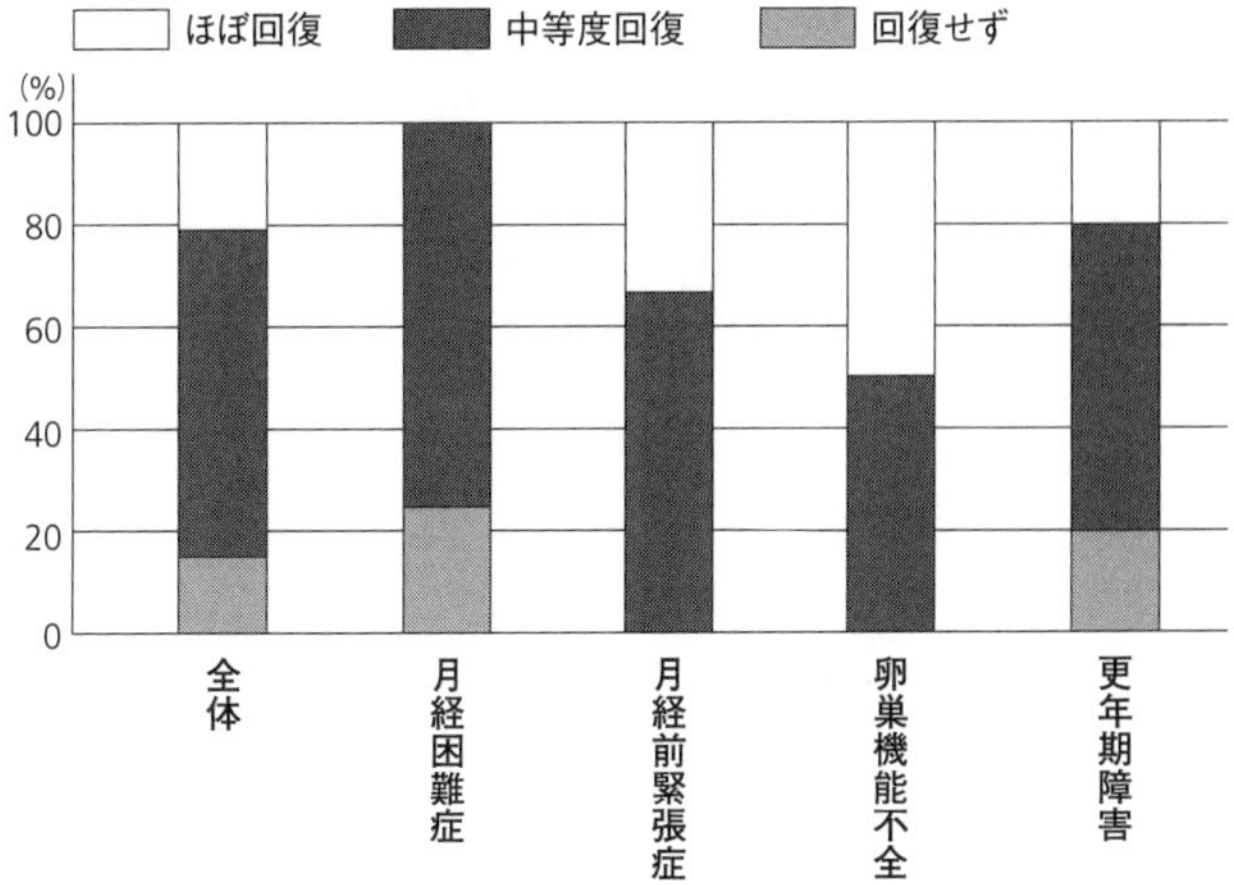

図3-7　クッパーマン指数による比較*18

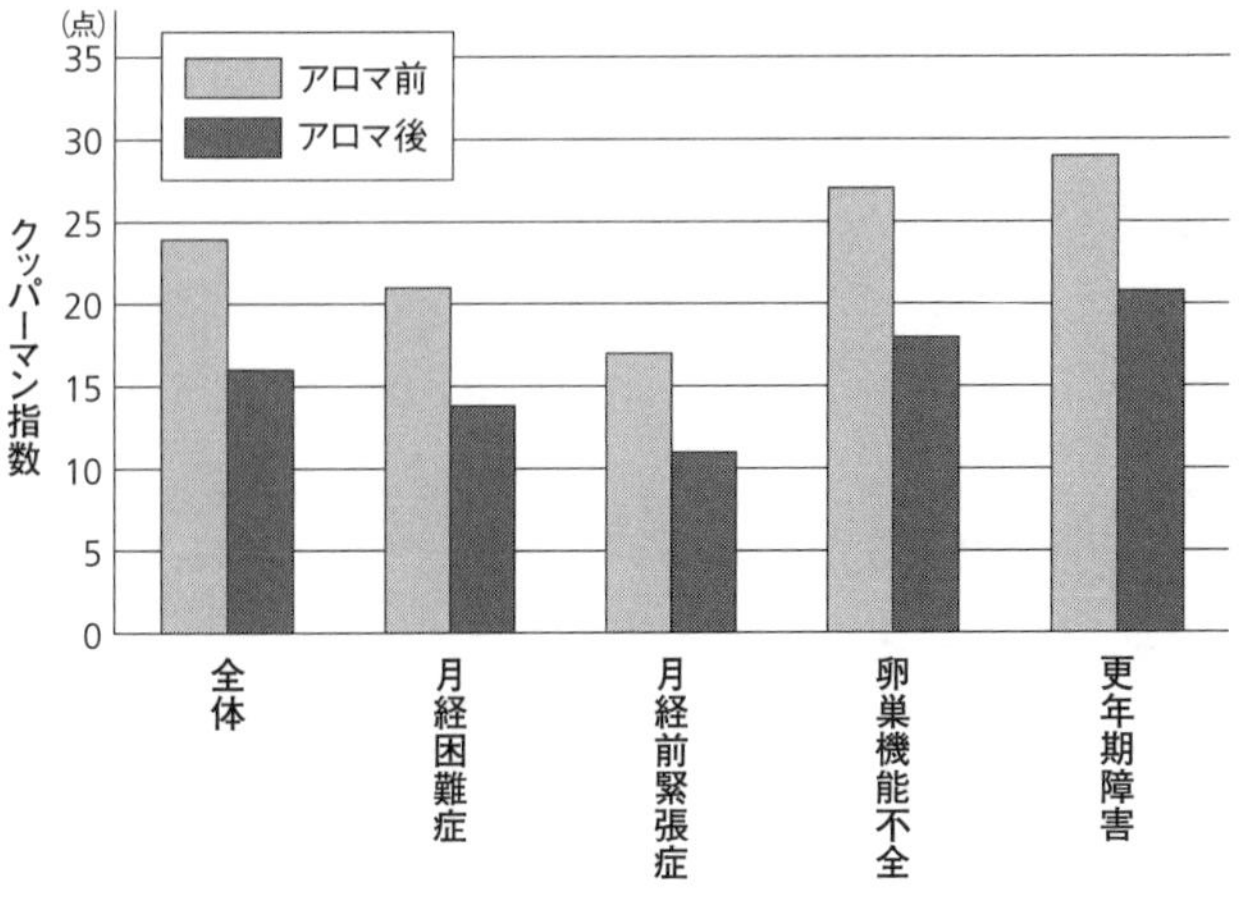

月経困難症

日常生活に支障を来すほどの強い生理痛を月経困難症と呼びます。この痛みの原因はプロスタグランジンの過剰産生による血管収縮や子宮筋の虚血です。

精油の血管拡張作用により、月経時の血管収縮が抑制され、骨盤内の血液循環の改善や鎮痛作用が期待されます。よく使用される精油は、カモミール、クラリセージ、真正ラベンダー、ローズなどです。

月経前症候群

月経前症候群（PMS）では、月経前三〜一〇日の黄体期に心身の不調が続き、月経が来ると不調は軽減するか消失します。月経のある女性の約半数の人が感じる、生理前のイライラやうつ状態も月経前症候群でよく見られる症状です。原因は、プロゲステロンを中心としたホルモンバランスの不調です。

アロマセラピーではこの時期のイライラやうつ症状を抑えるために、真正ラベンダーやゼラニウムなど鎮静作用のある精油を用います。

更年期障害

女性は四〇代後半から卵巣機能が低下し、エストロゲンの分泌量が急減します。このホルモンの変化に心身がついていけず、自律神経失調症のような症状が現れます。具体的には、ホットフラッシュ（のぼせ）や手足と腰の冷え、動悸《どうき》・息切れ、不眠などです。

イライラやうつなどの精神神経的症状はエストロゲン不足が原因ですので、アロマセラピーではホルモン様《よう》作用のあるクラリセージやサイプレスの精油を用います。

また、更年期障害では様々な不定愁訴が見られるので、鎮静作用のある真正ラベンダーや不眠には催眠作用のあるスイートオレンジなど、その症状に応じた精油を使用します。

8　痛み

痛みのメカニズム

痛みもまた、アロマセラピーの効果が期待できる分野です。なぜならば、痛みを感じるのは脳であり（図3－8）、におい分子の情報は脳に直接作用するため、この働きを応用して痛みを緩和したり、あるいは、痛みによる精神的苦痛をやわらげる効果が期待できるからです。痛みの原因には以下のようなものがあります。

①**侵害受容性疼痛**　切り傷や火傷など、体が傷ついたときに感じる痛み。

②**末梢神経障害性疼痛**　末梢神経が傷つくことで発症する痛み。帯状疱疹《たいじょうほうしん》や糖尿病によるしびれなどがこれにあたります。

③**心因性疼痛**　神経や体にはあまり問題がないのに発症する痛み。心理的な問題、社会的要因など、多くの要素で成り立っている痛み。

④**中枢性疼痛**　脊髄や脳の中枢神経が傷つくことで発症する痛み。

一般的な痛みは①の侵害受容性疼痛です。この場合、体の傷ついた部分が治癒すれば痛みはなくなります。つまり、痛みの消失や軽減は、「傷ついた部分の修復」と「脳で受け取る痛みの情報のコントロール」の二方向からのアプローチが求められています。

では、脳に痛みの情報が伝わったとき、ヒトの体はどんな反応をするのでしょうか。ここで二つの反応があることがわかっています。一つは、カリウム、セロトニン、ブラジキニン、ヒスタミンなどの「痛み物質」の発生です。もう一つは、サブスタンスP、プロスタグランジン、ロイコトリエン、サイトカインなど「痛み物質の作用を強める物質」です。いずれにせよ、脳に痛みの情報が伝わることで発生する物質です。鎮痛剤はこれらの物質の発生を抑えて、痛みを軽減・消失させています。つまり、傷ついた場所に働きかけているのではなく、痛みを感じる大本の脳に作用しています。このように、傷ついた場所と脳の間の情報伝達プロセスに関門（ゲート）を設け、痛みをコントロールする仕組みを「痛覚のゲートコントロール」と呼びます。

図3-8　痛みの伝わり方

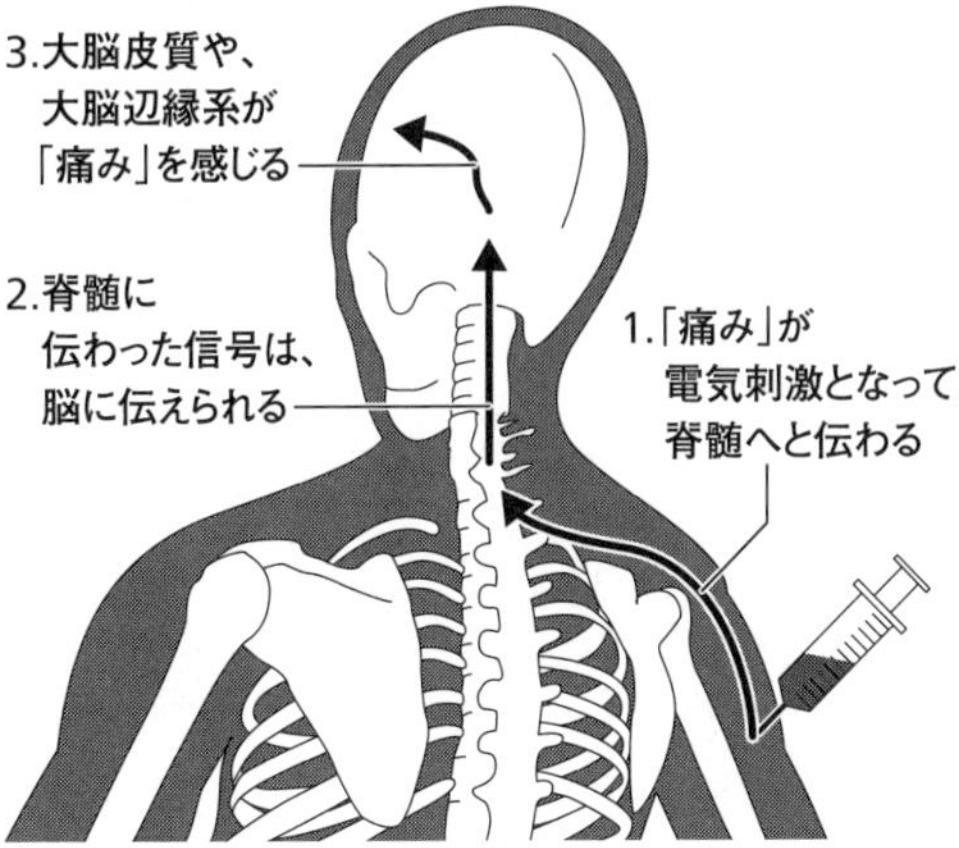
3.大脳皮質や、
大脳辺縁系が
「痛み」を感じる
2.脊髄に
伝わった信号は、
脳に伝えられる
1.「痛み」が
電気刺激となって
脊髄へと伝わる

精油のにおい分子の情報は脳に直接届く

ため、ゲートコントロールにより痛みをやわらげることができると考えられます。さらに精油そのものによる鎮痛のほかに、トリートメントによる弱い皮膚刺激（さするなど）によって痛みのゲートが閉鎖し、それによっても鎮痛作用が生じて、二重に痛みの緩和作用が期待できるというわけです。

痛みを緩和する精油成分

精油は複数の芳香性有機化合物によって構成されていますが、どの成分が痛みに効くかはかなり解明されています。β-ピネンとミルセン（ともにモノテルペン炭化水素）、酢酸リナリル（エステル類）、1,8-シネオール（オキシド類）、シトラールとシトロネラール（ともにアルデヒド類）、オイゲノール（フェノール類）などです。アロマセラピーではこうした成分を含む精油を用い、芳香浴やアロマトリートメントで痛みを緩和させます。

アロマセラピーによる痛みの緩和は伝統的に行われており、臨床的にも高い有効性が認められています。たとえば、クローブ精油に含まれるオイゲノールは、「痛み物質の作用を強める物質」であるサブスタンスPの放出を抑制します。末梢神経障害性疼痛の帯状疱疹や糖尿病性神経障害などで利用される、トウガラシに含まれているカプサイシンは「痛

図3-9　鎮痛作用を持つ精油とその成分について[*19]

精油の成分	成分を含む精油	実験結果のまとめ	文献
β-ピネン（モノテルペン炭化水素）	ベルガモット、レモン、プチグレン、ローズマリーカンファー、バジル	Tail flick法とHot plate法を用いたラットへの疼痛刺激の試験で鎮痛作用を示した	Liapi C, 2007
ミルセン（モノテルペン炭化水素）	ジンジャー、ローズマリー、ジュニパーベリー、ローズ、グレープフルーツ	Hot plate法でミルセンの鎮痛効果を示した	Rao, 1990
酢酸リナリル（エステル類）	ベルガモット、ラベンダー、クラリセージ、プチグレン、ネロリ	マウスへのCapsaicinテストにより、酢酸リナリルに鎮痛作用があることを示した	Sakurada, 2009
1,8-シネオール（オキシド類）	バジル、ユーカリ・グロブルス、ラバンジン、ユーカリ・ラジアータ、レモンユーカリ、ペパーミント、ローズマリーカンファー、ティートリー	Tail flick 法とHot plate法を用いたラットへの疼痛刺激の試験で鎮痛作用を示した	Liapi C, 2007
シトラール（アルデヒド類）	ゼラニウム、レモングラス、スイートオレンジ、レモン、レモンユーカリ	炎症に深く関与するマクロファージの一酸化窒素の産生やCOX-2発現を抑制し、抗炎症作用を示した	Katsukawa, 2010
シトロネラール（アルデヒド類）	レモンユーカリ、レモングラス、ユーカリ・グロブルス、ユーカリ・ラジアータ	侵害受容器の感作を妨げ、鎮痛効果を示した	Ferreira, 1990
ジンゲロール	ジンジャー	6-,8-,10-ジンゲロールはいずれもプロスタグランジンE_2を阻害し、抗炎症作用を呈す。関節リウマチの連鎖球菌性細胞壁(SCW)-誘起モデルのラットに対しジンゲロールを腹腔内投与したところ、関節炎および関節破壊の両方を防止する効果を認めた	Funk Janet L et al, 2009

み物質」であるＴＲＰＶ１の脱感作（感受性を緩和または除去すること）によって痛みをやわらげます。

このように、アロマセラピーによる痛みの緩和でも、現代西洋医学の鎮痛剤と同様に「痛み物質」と「痛み物質の作用を強める物質」を放出させる電気信号を抑制しています。加えて、精油のにおいにはリラックス作用がありますから、ストレスの緩和効果が一層高まり、痛みがやわらぐのです。

関節炎などの痛み

以上のことから、整形外科では急性期から慢性期までアロマセラピーが補助療法として積極的に用いられています。鎮痛や抗炎症作用のある精油はキャリアオイル（溶媒）に希釈してトリートメントを行うことで、鎮静や抗ストレス作用のある精油は芳香浴を行って痛みによる不快感をやわらげます。お湯に精油を垂らし、それに足を浸す足浴も頻繁に用いられます（詳しくは１７８ページ以下を参照）。

がん性疼痛と緩和ケア

アロマセラピーは世界的にがん患者によく用いられており、日本でも終末期での活用が急速に広まっています。がんは強い痛みをともなう疾患です。がん患者のQOLには、耐性（鎮痛剤があまり効かない）のある痛み発生への予防的対処が必要です。終末期のがん患者は、様々な「痛み」を持ちながら生活をしています。がん患者の痛みは、身体的苦痛・精神的苦痛・社会的苦痛などが複雑に絡み合ったトータルペイン（全人的苦痛）です。痛みは主観的な感覚で、目に見えるわけではありませんし、患者本人以外には伝わりにくいものです。家族を含めた他者や医療従事者は、患者の痛みの訴えに真摯《しんし》に耳を傾け、理解しようとする姿勢が不可欠です。

がん性疼痛は、①がんが直接的な原因の痛み（転移や神経浸潤《しんじゅん》）、②がんに関連した痛み（リンパ浮腫、筋けいれん痛、褥瘡《じょくそう》＝床ずれ）、③治療による痛み（術後の痛み、化学療法や放射線療法による痛み）、④併発疾患による痛み（帯状疱疹、関節炎、変形性脊椎炎）、⑤心因性疼痛の五つに分類されます。

現在、モルヒネなどで痛みのコントロールが行われていますが、継続使用すると耐性がつくられ、投与量を増やさざるをえません。鎮痛剤を増やしても、終末期においては日本のがんセンター群での完全除痛率は六〇%未満、全医療施設では約五〇%というデータもあります。WHO(世界保健機関)によれば、がん患者の除痛率は七〇〜九〇%といわれていますが、日本においてはきわめて低い値であり、日本におけるがんの終末期医療、特に緩和医療については問題があるといっても過言ではありません。その意味でも、患者さんの立場に配慮した統合医療的な治療が望まれる分野です。

アロマセラピーによる疼痛緩和は、モルヒネなどのような強い鎮痛効果はありませんが、ゲートコントロールによって、ある程度の末梢神経障害性疼痛と侵害受容性疼痛の緩和が可能ですし、耐性もつくられません。さらに、痛みに起因する不眠への効果は高く、精油の芳香浴で七〇%が改善したという報告があり、[20] 心因性疼痛も緩和します。

終末期のがん性疼痛では、症状がつらいときほどアロマセラピーの効果が高いといわれています。アロマセラピーは複数のアプローチからがん性疼痛を緩和するわけですが、患者さんにとっては、精油のいい香りに包まれ、アロマトリートメントで手のぬくもりを感じる心地良さが、何より苦痛をやわらげているのではないでしょうか。また精神的に落ちこみ、不安あるいは抑うつ状態になっているケースも多く見られますので、アロマセラピーの施術で痛みの緩和をしながら良い香りを嗅いで安らかに眠ることが、患者さんのQO

Lを上げることにつながるのではないでしょうか。

終末期のがん患者さんは、がん性疼痛と、徐々に悪化していく痛みへの不安や今後の先が見えない心配などで心身が極度の緊張状態に陥っています。他の疾患の終末期の患者さんもまた同様に、医療による治療の限界を知り、自分の残された人生の最終章を自分らしく生きたいと願うことから、少しでも症状緩和ができることを望んでいます。

アロマトリートメントは良い香りと痛みや症状を緩和する薬理作用に加えて、施術者の手のぬくもりも感じることができます。「自分のために看護師さんが優しくマッサージをしてくれて嬉しい」、そういう気持ちが、痛みにも良い影響をおよぼすと十分に考えられるのです。

9 その他の症状への活用

アレルギー性鼻炎

スギ花粉やハウスダストなどによるアレルギー性鼻炎の主症状は、くしゃみ、鼻水、鼻《び》閉《へい》（鼻づまり）です。これは、アレルギーの原因である抗原（アレルゲン）が鼻粘膜に付着すると、IgE抗体（免疫グロブリンE抗体）が抗原をとらえて結合し、ヒスタミンやロイコトリエンなどの化学伝達物質が放出されます。ヒスタミンは感覚神経を刺激して、くしゃみの発作を誘発すると同時に、同じ刺激が分泌中枢と副交感神経に伝わって鼻水を分泌。また、ロイコトリエンとヒスタミンは鼻孔内の粘膜血管を刺激して、拡張や血流のうっ滞などが起こって鼻が詰まるのです。

最近では花粉症を含め、アレルギー性鼻炎で精油のにおいの作用による症状の改善が認知されています。ユーカリやティートリーの精油のにおいを室内に薫らしたり、あるいは、くしゃみや鼻づまりが気になるときに、ハンカチなどに精油を垂らして嗅いだりする人も多いのではないでしょうか。この二つの精油は抗炎症や鎮静作用があり、鼻粘膜の拡張や炎症をやわらげて、くしゃみや鼻水を抑えます。また、ユーカリ・ラジアータ、ラベンサラ、ティートリー、ペパーミントの精油をスイートアーモンドオイルで希釈したものを鼻の粘膜に直接塗布し、鼻づまりが改善したという報告もあります。

花粉症、アレルギー性鼻炎に対する薬物治療では眠気や集中力の低下などの副作用があり、ステロイド剤の長期継続的な処方は肝臓などの臓器への負担も懸念されます。発症を遅らせる予防的な初期治療、症状が強まってからの導入療法、軽減された状態を保つ維持療法と、各治療段階でアロマセラピーをうまく組み合わせ、副作用や臓器への負担の軽減をはかることが可能です。

自律神経失調症

自律神経は、環境や感情の変化に合わせて血液循環、呼吸、体温調節、ホルモン分泌などをコントロールし、快・不快の本能的な情動と密接な関係があります。自律神経には交感神経と副交感神経があり、交感神経は激しい活動時やストレスを感じたときに活性化し、リラックスしている休息時は副交感神経が優位に働いています。交感神経と副交感神経はシーソーのような関係で、どちらかが優位になりすぎないようにバランスをとっています。

自律神経失調症とはこのバランスが崩れて、どちらかが優位に偏ることから起こる様々な変調ですが、ストレス過多な現代においてはほとんどの場合、交感神経が常に優位な状態で副交感神経がうまく働かなくなって起こります。主な不調は動悸、血圧の変動、息切れ、疲労感、冷えやのぼせ、イライラや不安感、不眠などです。

においの情報は大脳辺縁系から自律神経の統合中枢である視床下部に働きかけるので、こうした不調にはアロマセラピーが有効です。多くの場合、鎮静、抗ストレス、リラックス作用のある精油を用いますが、自律神経は好き・嫌い、快・不快の感情に大きく左右されるので、患者さんの好きな香りを選ぶのがいいでしょう。好む人が多く、自律神経調整作用がある代表的な精油はスイートオレンジやレモン、真正ラベンダーなどです。また、朝の倦怠感にはローズマリーなどのカンファー系が用いられています。

不眠症

不眠症の主な症状は、①寝付くのに二時間以上かかる（入眠障害）、②途中で二回以上目覚める（中途覚醒）、③本来起床する二時間以上早く目覚めてしまう（早期覚醒）、④熟睡感の欠如です。また不眠症は、精神的・心理的不眠、身体的不眠、その他の不眠の三つに大別されます。

精神的・心理的不眠で一般的に不眠症と呼ばれるのは原発性不眠です。二〇～三〇代に始まり、中年以降から急激に増加し、四〇代から五〇代の女性に多い症状です。身体的不眠とは呼吸器系や循環器系、あるいは筋肉や骨などの疾患の一症状として不眠が現れるものです。それぞれの原因疾患に対しアロマセラピーを行うことで、不眠治療にもつながります。たとえば、筋肉や骨の痛みやしびれなどで睡眠が妨げられる場合、就寝前に患部にアロマトリートメントを施して不快な症状をやわらげて容易に入眠できるようにすると、質の高い睡眠が得られることが多いのです。

不眠に作用する精油の成分はリナロールと酢酸リナリルであることがわかってきました。ローズウッドの精油はリナロールを八〇〜九九％含みます。両成分を含有している精油は、コリアンダー、イランイラン、真正ラベンダー、ラベンダースーパー、プチグレン、クラリセージなどです。

精神疾患

抑うつや不眠などの症状にアロマセラピーが薬物治療と併用されることが増えてきました。レモンやオレンジなど柑橘系のにおいには抗ストレス作用と抗うつ作用があり、芳香浴との併用で抗うつ薬の投与量が減少したという報告があります。抑うつ状態では柑橘系のほか、ゼラニウム、クラリセージ、ローズなどの精油も用いられています。

においの情報を受容する脳の各部位には、自律神経やサーカディアン（概日）リズム、睡眠などに関与する視床下部、記憶形成などに重要な海馬、不安感や恐怖、攻撃性などに関連する扁桃体、報酬・快感・嗜好など脳内報酬系を含む側坐核《そくざかく》、やる気などに関連する帯状回《たいじょうかい》など、精神や神経に関わる部位が含まれています。したがって、におい情報による刺激と、経皮・経鼻吸収による精油成分の薬理作用の両面から、精神や神経に対して影響を与えていると考えられます。

抑うつ性の疾患は、様々なストレスが大きなリスクファクターとなります。うつ病性の障害のメカニズムは遺伝的形質に加え、環境の変化などストレス因子が障害発症を引き起こす場合があります。精油、特に柑橘系の〈香り〉には抗ストレス作用があることが明らかになっており、ストレスホルモン（ストレスに対処するために分泌されるホルモン）であるコルチゾールの減少、免疫力を高めるＮＫ（ナチュラルキラー）細胞の活性化なども確認されています。こうした精油の〈香り〉の働きは、抗うつ作用だけでなく、ストレスへの抵抗力も向上させることで、うつ症状を緩和していると思われます。しかしながら、精油の薬理作用は抗精神薬と比較すると穏やかなため、単独で使うのには注意が必要です。

また、先ほどの認知症のところで述べたとおり、認知症の患者さんと同じような治療を行っている症状として、うつ病、統合失調症、発達障害なども含まれています。さらに摂食障害でもアロマセラピーは有効であるとされています。

パーキンソン病

パーキンソン病は、日本では難病に指定されている神経変性疾患の一つです。中脳黒質（メラニン顆粒《かりゅう》を持った神経細胞の集まり）のドーパミン神経細胞が減少し、そのため神経伝達物質であるドーパミンが不足、相対的にアセチルコリン（ドーパミンとともに、神経伝達物質）が増加し、アンバランスになることが原因と考えられています。中脳はスムーズに歩行するなど体のなめらかな動きのための中継基地で、この部位の神経細胞が減少すると思ったように体を動かせなくなります。実際、患者さんの脳を観察すると、肉眼でも中脳黒質の色素が抜け落ち、黒質以外の視床下部や交感神経節などでも神経細胞が脱落しています。

日本における有病率は一〇万人当たり一〇〇～一五〇人といわれており、欧米では一〇万人当たり三〇〇人と推定されています。一〇歳代～八〇歳代まで幅広く発症しますが、中年以降の発症が多く、高齢になるほど発症率と有病率が増加します。

パーキンソン病の症状には大別して運動症状と非運動症状があります。運動症状とは安静時振戦《しんせん》（ふるえ）、筋強剛《きょうごう》（筋固縮）、無動、姿勢保持反射障害などです。パーキンソン病の患者さんは歩くときに最初の一歩が踏み出しにくく（すくみ足）、小刻みな歩行が特徴的です。非運動性症状では自律神経症状（便秘、垂涎《すいぜん》、排尿障害など）、精神症状（不安、うつ、幻想など）などが代表的な症状で、本疾患の約三〇〜四〇％に認知症が合併しているといわれています。

早期パーキンソン病では、認知症同様に嗅覚の異常をともなうことがあるため、嗅覚テストによって発見できることが示唆されています。パーキンソン病と嗅覚異常の関連のメカニズムは明らかになっていませんが、認知症を合併している場合があること、非運動症状における精神症状や自律神経症状では抗うつや抗ストレス作用のあるにおい刺激が有効であることから、代替補完医療としてのアロマセラピーが有望視されているのです。

インドのハムダード大学のムザミル・アーマドらは、オミナエシ科のスパイクナード（甘松）の精油が、ラットのパーキンソンモデル動物において治療効果のあることを報告しています。[*21] 彼らの論文によると、ラットに6－OHDAという薬剤を投与するとパーキンソン病様の症状が発症しますが、スパイクナードの精油を与えると、中脳の黒質での脂質過酸化増加や還元型グルタチオン含有量の減少が抑制され、その結果として運動機能障害が防げると報告しています。

しかしながら、臨床的にヒトのパーキンソン病患者にスパイクナード精油あるいは他の精油を投与して症状が良くなったという報告はなされていません。ただ、スパイクナードは神経のアセチルコリン分解酵素の働きを阻害するといわれているため、認知機能の改善に効果があるかもしれません。ちなみに、スパイクナードの精油は聖書に出てくる、イエスの足に注がれた「ナルドの香油」の主成分です。アロマセラピーでは鎮静作用や消炎作用のある精油として、精神のバランスを整えるとされています。

10　小児科疾患

アトピー性皮膚炎

アトピー性皮膚炎は、複数の抗原（アレルゲン）の関与により炎症を生じ、皮膚の生理的機能の異常をともなう慢性の経過をたどる湿疹と定義されています。

子どものアトピー性皮膚炎にアロマセラピーが有効な治療法であるという報告が増えて

います[22]。多くの場合、治療には真正ラベンダーとティートリーを使用します。精神的ストレスを抱えている子どもが多いので、ラベンダーで自律神経系を調節し、ティートリーで免疫力を高めるとともに、細菌・真菌・ウイルスなどの感染防御を行います。さらに、症状に合わせて、カモミールジャーマンでかゆみ、ヨーロッパアカマツで炎症を抑えるなど、種々の精油を配合しての総合的な治療を行うことも可能です。使用するときは、ワセリンに約二％の濃度で希釈した軟膏をつくり、皮膚に塗布します。

また、子どものアトピー性皮膚炎は親にとっても大きなストレスです。アロマトリートメントを介しての親子のスキンシップは、お互いの愛情と信頼を高められる大切な時間であり、この安心感が症状緩和の一助になっています。ただし、精油かぶれを起こす子どももいるので、施術を行う前は必ず、正常な皮膚に、使用する精油を一滴たらしてパッチテストを行ってください（詳細は一八三ページ参照）。

小児ぜんそく

ぜんそくは気管支の筋肉が収縮して狭くなり、気道に痰《たん》などの分泌物が増えて詰まり、呼吸困難を起こす病気です。最近ではぜんそくの本体は「慢性の気道の炎症」と考えられています。そのため、治療は急性の発作を抑えるだけでは不十分で、気道の慢性炎症を治療することが重要視されており、治療方法が大きく変わってきています。

小児の気管支ぜんそくは九〇～九五％がアトピー型と呼ばれるもので、特定の抗原との接触が発作の引き金になります。抗原で多いのは、ほこり、ダニ、カビ、花粉、ペットの毛、タバコの煙などですが、天候の変化や風邪などのウイルス感染も発作の引き金になります。

八街《やちまた》こどもクリニックの向後利昭医師は、アロマ摩擦《まさつ》を用いて小児ぜんそくの治療を行い、その効果を確認しました。[*23] アロマ摩擦とは、冷水に精油を二～三滴たらし、タオルをすすいでよく絞り、そのタオルで施術者が子どもの背骨と肋骨を軽くさすり、その後、子どもが自分の手で軽く手、足、胸をさする施術です。精油の薬理作用とタッチング、皮膚への摩擦による自律神経の調節、においの心理作用など複合的な効果を狙った、ぜんそく発作の予防や治療を行う試みの一つです。使用する精油はオレンジスイートや真正ラベンダーなど、子どもが好きな香りを選びます。行う前に必ずパッチテストを行ってください。

子どもへのアロマセラピーで過信は禁物です。最近、偏りすぎた自然療法や代替療法によって、不幸な事故が発生しています。かかりつけの小児科医師や専門医と相談して、予防と治療を行いましょう。

コラム❻ 精油の成分でアンチエイジング⁉

アロマセラピーが様々な疾患の症状緩和や予防、あるいは進行を遅らせるうえで効果があることもわかってきました。今後、さらに精油の働きへの期待が高まるのは、アンチエイジング（抗加齢）の分野かもしれません。

老化とは年齢とともに起こる各器官の機能低下です。老化の原因には諸説ありますが、近年、老化を加速させる原因と目されているのが、体内で発生する活性酸素が細胞を傷つける「酸化」です。酸化を防ぐ抗酸化物質として、ビタミンC、E、βカロテン、ビタミンAなどがあり、こうした栄養素をバランスよく十分に摂取することが老化防止につながるとされています。

中でも年齢が出やすいのが肌であり、肌老化の原因の七割は紫外線による光老化といわれています。精油によっては光線過敏性皮膚炎を発症させ、また活性酸素を増やすものもあります。精油を安全に使用するためには、こうした光毒性や活性酸素の発生メカニズムを科学的に解明していかねばなりません。

私たちの研究室では、ＥＳＲ（電子スピン共鳴）法を用いて、精油の抗酸化作用について検証しました。精油はスキンケア化粧品の香料としても用いられており、この実験からヒトの肌に直接塗布したときのトラブルを予想することができます。

調べたのはミカン科精油六種類を含む二八種類の精油です。緑色光を照射し、一重項酸素の発生を測定しました。一重項酸素は、紫外線を浴びることによって皮下組織などで発生する活性酸素の一種で、肌老化の原因の七割ともいわれる光老化の犯人と目されている物質です。

実験の結果、一重項酸素を消去する機能の強い精油はパルマローザ、ジュニパーベリー、真正ラベンダーです（図３-10）。ミカン科では、果皮以外の部位から水蒸気蒸留法で抽出された、ネロリ、プチグレンの精油でした（図３-11）。このようなことからも、精油の作用や使い方についての研究の精度を高めていくことが求められています。

それでは精油を組み合わせたらどうなるのでしょう。あらゆる精油の中でもっとも

図3-10　一重項酸素消去能の強い精油[*24]

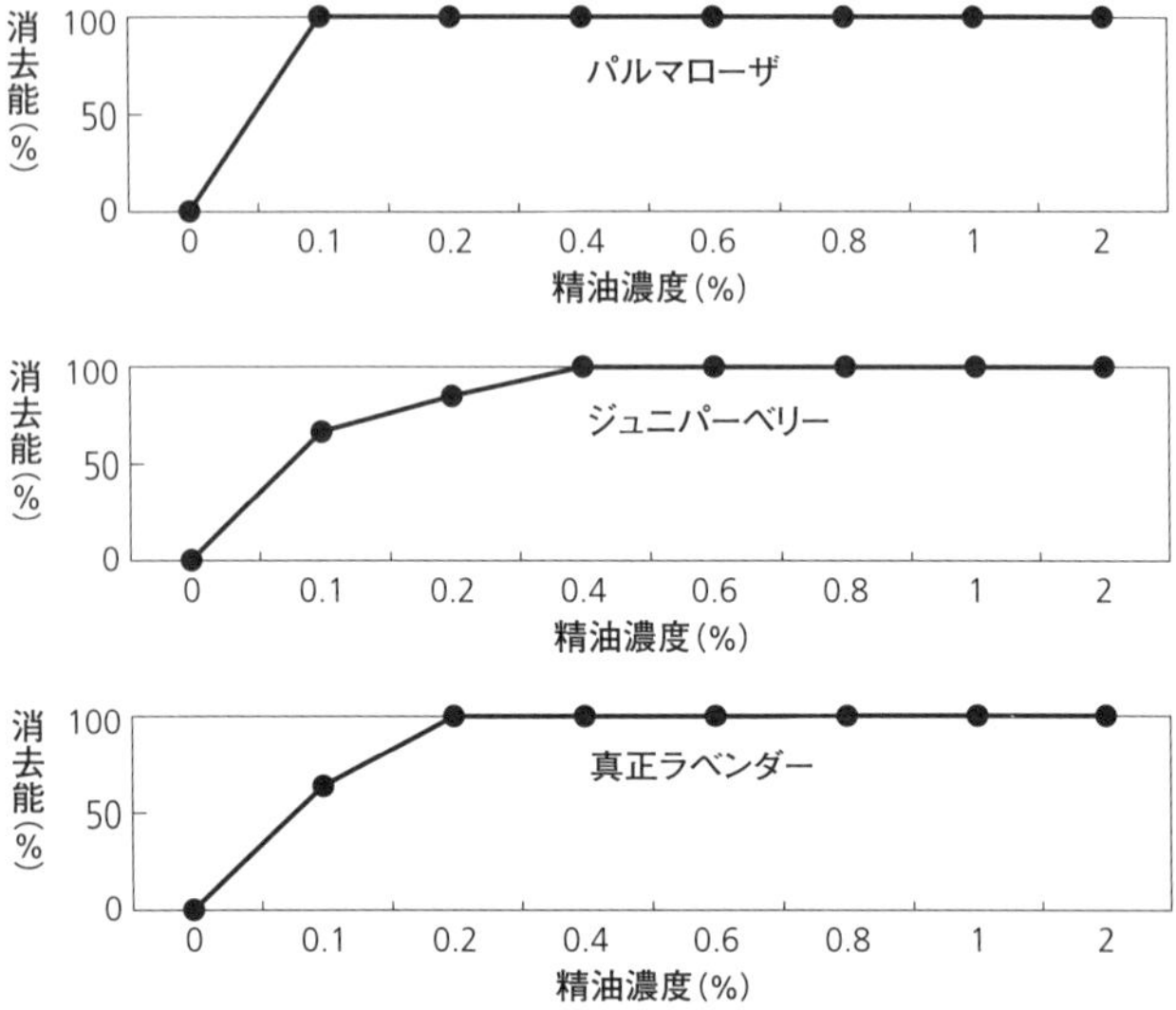

図3-11　ミカン科水蒸気蒸留法抽出精油の一重項酸素消去能[*25]

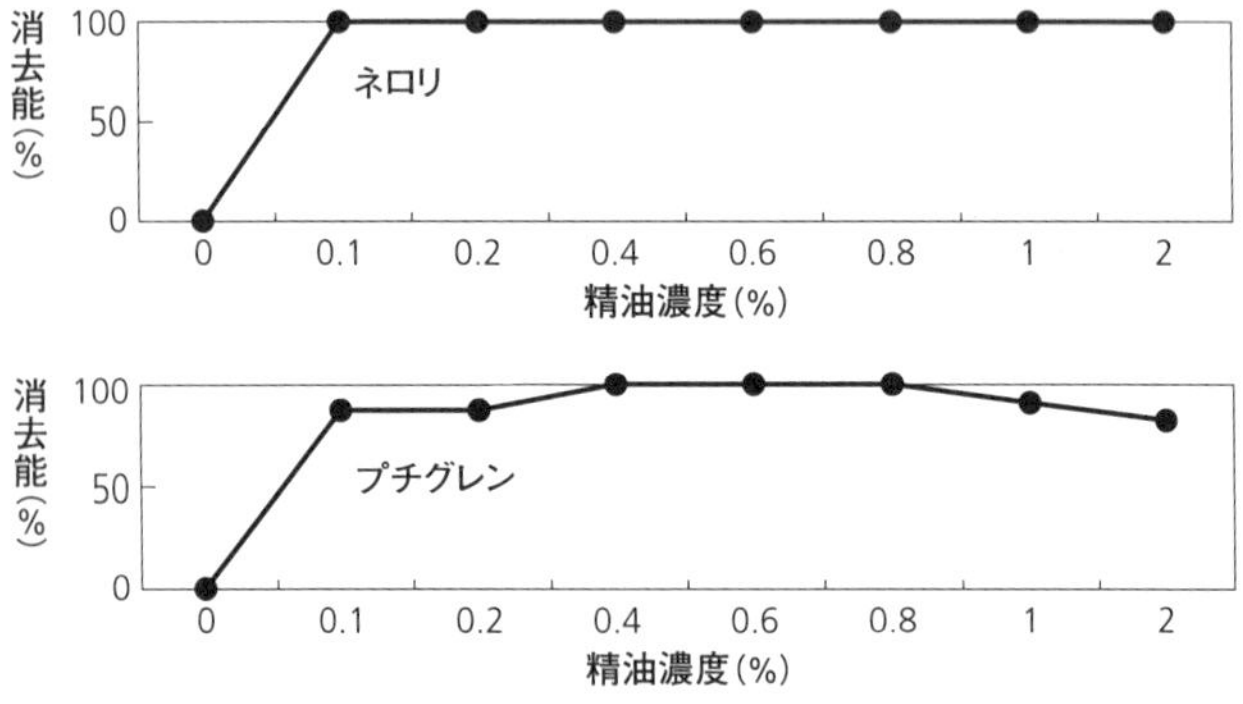

用途が広いのが真正ラベンダー精油です。また、レモン精油も愛用する人が多く、集中力・記憶力の向上や、感染症や外傷治療にも使用されています。そこで、私たちは真正ラベンダー精油とレモン精油を同時に使用した場合、抗酸化作用にどのような影響があるかを検証しました。

その結果、両者をブレンドしたオイルでは、一重項酸素消去能の上昇が見られました。これは、生理的に正反対の精油である真正ラベンダーとレモンの組み合わせから、まったく新しい機能が発見できることを示唆しています。このような組み合わせは、おそらくほかにも多数存在しているでしょう。精油の科学的な解析は、未知の治療法や予防法発見につながります。

11 「〈香り〉の医療」の未来と可能性

「患部」ではなく「患者」を見る医療を目指して

二〇世紀後半からの医療は、めざましく進歩しました。その一因は「目に見えるようになった」ということが大きいように思います。顕微鏡の進歩により、病気の原因である細菌やウイルスが「見える」ようになって伝染病や感染症などの治療が確立され、天然痘やペストなどは撲滅されました。X線撮影（CTもこの応用）で病気によって変質・変性した部位の画像診断ができるようになり、外科的手術を含め、より確実な治療が可能となりました。そのほかにも病気の原因、あるいは病気になったときに値が変動する血糖などの体内物質などが同定され、こうした病気の指標となるものの数値を計測できる機器も開発されたおかげで、データが数字として「見える」ようになりました。こうして、医療とその技術が革新的に進んだことで、私たちの寿命は飛躍的に延びたのです。

しかし、この「見える」ようになったことが別な問題を引き起こしているようにも思えます。というのも「見える」がゆえに、医療者は患部を治療することのみに躍起になり、患者さん全体を観察することがおざなりになっているのでは、と危惧されるからです。

確かに、血糖値や肝臓機能の数値など生化学的指標から診断し、治療することは重要です。数値によって確実な治療も行えます。しかし、これほど進歩した医療でもまだまだ打ち破れない壁が存在します。病気や不調は、患部や原因を消失させる「対症療法」だけでは本当の治癒にはつながりません。現在、地球規模でヒトの寿命は延びています。ヒトは高齢になると細胞の新陳代謝が衰えて各器官の機能が低下し、免疫機能も低下しますから、病気になりやすくなります。ですから、病気の原因の解消や患部の治療をしたとしても、体全体のコンディションや生活習慣、あるいは自分をとりまく環境を改善しないと、それこそモグラたたきのように次から次にほかの疾患が起こることも考えられます。

本来、医療とは全人的なものです。かつては病気の原因が不明だったので、医療者は患者をじっくり観察し、どんな薬剤や施術が効果をもたらすかの経験を蓄積し、治療に結びつけていました。こうした貴重な医療的財産は医学が発展していく中で、経験的に「効果あり」と思われる療法であっても、そのメカニズムがはっきりしない治療行為は「医療未満」の民間・伝承療法として、ことに西洋医学においては否定されてきた経緯があります。

しかし、これほどまでに進歩した現代西洋医学においても治療できない疾患は確実に存在します。そうしたジレンマから注目が高まっているのが、現代西洋医学にアロマセラピーや漢方などを取り入れ、患者さんの症状や状態に合わせて、分野を超えて治療法を組み合わせていく「統合医療」です。

体と心の両面をサポートする医療

統合医療のメインプレイヤーがアロマセラピーです。「見えること」が拡大してきた現代医療において、ヒトの生理学的反応で残る数少ない「見えないこと」が「脳内で起こっていること」であったわけですが、それが、体全体にどのような作用をおよぼしているのかが、今、急速に解明されつつあります。

その一つが、においが与える脳への影響です。「精油を用いた医療」であるアロマセラピーは、精油の薬理成分を経鼻、経皮、あるいは服用など様々な吸収経路によって、体内で働かせることができます。精油の芳香物質が脳におよぼす作用については、現在、基礎研究が進みつつあり、大きな期待が寄せられています。

たとえば、認知症や双極性障害（そううつ病）、統合失調症などの精神神経疾患に関しては、現代西洋医学の薬物での治療には限界があります。なぜなら、薬剤を服用すれば一時的に症状は治まりますが、服用を停止すると、再び症状が出る可能性が高いからです。今後、根治への治療法が確立されるかもしれませんが、それには長い時間がかかるでしょう。実際、こうした病気ではアロマセラピーの有効性が多数報告されており、薬の減量にもつながることから、臨床での活用が急速に進んでいます。

また、現在の日本の医療の問題として、「治せない病気」の患者さんの行き場がないことがあります。医療費の問題、医療リソース（人的・物的資源）不足などから、終末期の患者さんを基幹病院で受け入れることが難しいのが現状です。ところがホスピスなどの看取る施設も決定的に不足しており、実際、そういう医療施設で十全な看護や緩和ケアを受け、穏やかな最期を迎えられる患者さんはけっして多くはありません。

こうした終末期においても、芳香浴やアロマトリートメントの良い香りに包まれながら、ご家族やケアスタッフと肌のぬくもりを感じられるスキンシップをはかることは、患者さんの心身のつらさをどんなにやわらげることでしょう。アロマセラピーによる「におい＝良い香り」が脳におよぼす、痛みや緊張、死へのストレスを緩和する作用は、患者さんにとって大きな福音となっています。

アロマセラピーで「病気未満」の不調を改善する

病気未満（未病）の不調においても、アロマセラピーは有効です。

実際、アロマセラピーの臨床応用が進んでいる分野が産婦人科です。妊娠中は薬の服用が制限されるため、不調があっても我慢してやり過ごさざるをえない妊婦さんがたくさんいます。しかし、使用する精油には十分な注意が必要なものの、芳香浴やアロマトリートメントによって体内に吸収される精油の薬理成分はわずかで、また、胎児への影響がほとんどないため、アロマセラピーを導入しやすいというメリットがあります（クラリセージやバジルなど、妊娠中に用いてはいけない精油もあるため、使用については医師と相談してください）。

また、更年期障害や月経困難症などはホルモンバランスの乱れが多くの原因ですから、脳に直接働きかけ、ホルモンバランス調整機能と抗ストレス作用の高い精油によるアロマセラピーを併用する医療施設が増えています。

小児疾患とその予防医療も、今後アロマセラピーの活用が広がる分野だといわれています。体が小さく、肝臓の分解機能などが成人に比べると未発達な子どもは、薬の副作用が懸念されますが、アロマセラピーによって薬の減量ないしは薬を用いない治療へ移行できるため体への負担も軽減され、その後の成長や発達への影響を低減させられるからです。実際、アトピー性皮膚炎や小児ぜんそくなどの症状で、アロマセラピーは効果を上げています。

「病気を治す」から「予防する」医療へ

もう一つ、現代西洋医学が抱える問題は、治療、つまり対症療法が主流になっているために、予防への意識と教育が、つい置き去りにされがちなことです。これからは、病気になってから治療を受けるために病院に行くのではなく、病気にならない生活や体づくり、つまり、病気の予防が最優先されるべきではないでしょうか。病気予防への知識や具体的な生活習慣改善に関する情報が広まって実践されるようになれば、国民の生活の質（ＱＯＬ）は向上し、かつ医療費の大幅な削減にもつながっていきます。この点においても、アロマセラピーは大きな役割を果たすことでしょう。

たとえば、過剰なストレスにさらされていると免疫機能が低下し、病気になりやすくなることはすでに明らかにされています。精油の芳香成分はストレスによって乱れる交感神経と副交感神経のバランスを調整します。また、体の恒常性（ホメオスタシス）を調整するホルモンや神経伝達物質の調節の手助けもします。こうしたことから、免疫機能の正常化を促し、病気になりにくい状態をつくり出すと考えられています。

アロマセラピーは脳に働きかけるだけでなく、病気の原因となる細菌やウイルスを抑制する作用もあります。ティートリーの精油には強力な殺菌作用が認められており、芳香浴で空気中に漂わせるだけで細菌やウイルスを破壊し、感冒（風邪）やインフルエンザの予防になります。希釈したオイルの塗布で、細菌や真菌（カビなど）を除去し、皮膚炎や水虫などの真菌性の疾患、食中毒などを予防できます。

自分で好きなときに、好きな香りを使って、自分で予防や治療を行いながら健康管理ができることが、アロマセラピーの大きなメリットです。病気はつらいものですし、様々な制限が生じます。また、治療に費用もかかります。日本人の死因のトップ3のがんや心疾患、脳血管疾患は、治療費が高額になるケースも多く見られます。当たり前のことですが、病気になるより、病気を予防して「生」をまっとうするほうが人生は充実したものとなります。今後、アロマセラピーを用いたセルフメディケーション（自己治療）の重要性はますます高まっていくでしょう。予防医学としてのアロマセラピーは、これからの医療においてますます注目を集める分野になると考えます。

12　メディカルアロマセラピーの今後の課題

なぜ臨床応用で精油の品質が問われるのか――メディカルグレードの必要性

古代より、植物成分を用いた医療は行われてきました。ギリシア医学、ローマ医学、アラビア医学、中国医学、インド医学、あらゆる医学は、植物の持つ薬理成分の応用から始まったといっても過言ではないでしょう。そして、水蒸気蒸留法の確立によって、こうした植物芳香成分を精油として抽出できるようになりました。このことにより、精油を用いた医療、つまりアロマセラピーが格段に進歩したのです。

精油は一〇〇%植物成分で芳香成分が凝縮されていますから、漢方薬のように水に成分を溶け出させる、あるいは香油のように油脂成分に吸着させたものより、成分濃度がはるかに高いのです。そのため、適正な使い方、あるいは、適度な濃度に希釈しないと、狙った効果・効能を得られない場合があります。将来的には、科学的根拠（エビデンス）に基づいた有効濃度を決める必要があるでしょう。

ヒトでの臨床応用を行うためには、精油が合成品であったり、あるいは夾雑物《きょうざつ》が入っていたりすると、確実な効果を得られないばかりか、副作用を生じる可能性があります。しかしながら、現在の日本では精油は雑貨扱いとなっており、品質においても玉石混淆《こんこう》状態です。また、適正な使用法の教育が進んでいないために、誤用による皮膚かぶれや炎症が問題になっています。精油を医療目的で使用する場合は、精油の品質を判断する基準となるメディカルグレード（医療品質）の制定が急がれています。

日本のアロマセラピー研究は世界トップクラス⁉

現在の日本の医学研究に対して、海外メディアからは臨床研究が遅れていると報じられています。基礎医学研究では米国に次いで日本は世界第二位ですが、臨床研究は世界の一五位くらいをうろうろしています。それは日本の臨床研究者がヒトよりも動物実験に興味を持ち、それに基づいた論文を好んで発表し、臨床系の雑誌への論文投稿数が少ないことに起因していると考えられます。このことも、医療目的のアロマセラピーが日本で正しい理解を得られないことにつながっています。

前述のように統合医療のニーズは世界的に高まっています。アメリカには医科大学は一三〇校ほどあり、そのうちハーバード大学、カリフォルニア大学、コロンビア大学、ペンシルバニア大学など有名な医科大学の三二校がＣＡＨＣＩＭ（統合医療アカデミックヘルスセンター共同体）に加入し、統合医療の実践あるいは臨床応用研究を行っています。アロマセラピーも統合医療の重要なメンバーとして、アメリカでは臨床の現場で積極的に使われており、がん患者に対しては、六〜七割で用いられているという報告があります。日本の今後の課題としては、人体におけるアロマセラピーの作用と効果についてさらに検証を行い、臨床的にも満足すべき実験データを積み重ねていく必要性があります。

アロマセラピーの先駆者たるフランスやベルギーでは、精油販売が薬局のみに限定されている地域があるほどですが、しっかりとしたエビデンスを取っていないのが実情ではないでしょうか。ヨーロッパでは、アロマセラピーの研究において大きなグループでの学会といった組織をつくらず、少人数グループの協会やあるいは個人の判断でアロマセラピーを行う傾向があるからです。

日本では医療従事者の専門家同士が協力し合って学会組織を構築し、アロマの科学的検証を進めています。専門的知識や最先端の技術を活用して、培養実験あるいは動物実験に基づいた基礎研究、ヒトでの臨床応用研究を行っており、エビデンスに関して日本はアロマ先進国を追い抜いて「アロマの科学・世界一」になったといっても良いでしょう。実際に、アロマセラピーに関する論文数においても、日本は突出しています。

私が理事長を務める日本アロマセラピー学会では、様々な分野の医療系の研究者たちが最新の情報を発信するとともに、分析技術の共有を含めて、健康と臨床応用へのアプローチを行い、精力的に情報交換を行っています。

これからの医療のために

今の日本の臨床では、伝統医学を軽んじる傾向がないとはいえません。これからのアロマセラピーは、従来の西洋医学に伝統医学を取り入れて、人間の体や精神などを総合的にとらえ、治療する医療へと進化していかなければならないでしょう。そのためには、患者さんを全人的に治療する能力を身につけることが、本当の意味で患者さんと真正面から向き合う医療を実現させると、医療人として考えています。

アロマセラピーは、様々な疾患対策で効果が期待できる手法であり、利用する領域によっては単に補完的に行うのみならず、主たる治療法の一つとなりえます。またいくつかの疾患では、発症予防に用いることができるでしょう。

アロマセラピーを臨床の場で行う場合の主体は医師であることはいうまでもありませんが、看護師や助産師、あるいは薬剤師といった医療従事者もアロマセラピーの理論と実際を十分に理解し、十分に訓練を受けた正しい施術を行う必要があります。そのためには、きちんとしたメディカルアロマセラピストの認定を行う組織の整備や人材育成などをしなければなりません。今後、アロマセラピーの施術が保険適用になることがあれば、臨床応用もより現実的なものになり、患者さんの経済的負担も軽減されて国民の健康にも寄与できると考えています。

注

＊1 Daiki Jimbo, Katsuya Urakami, et al. "Effect of aromatherapy on patients with Alzheimer's disease", *Psychogeriatrics*, 9(4) : 173-9, 2009.

＊2 神保太樹、浦上克哉「高度アルツハイマー病患者に対するアロマセラピーの効果」『日本アロマセラピー学会誌』７（１）43－48、２００８より転載。

＊3 塩田清二ほか、論文未発表。

＊4 Li Liu, Valerie Drouet, Karen Duff, et al. "Trans-Synaptic Spread of Tau Pathology *In Vivo*", *PLos ONE*, 7(2), 2012.

＊5 ヒトの生体の脳の中で神経再生が起きているのは、嗅細胞のほかに脳室下帯、海馬の歯状回などがある。

＊6 Daiki Jimbo, Masashi Inoue, Miyako Taniguchi, Katsuya Urakami, "Specific feature of olfactory dysfunction with Alzheimer's disease inspected by the Odor Stick Identification Test",

Psychogeriatrics, 11:196-204, 2011.

＊7 青 暢子、塩田清二「精油が正常ヒト皮膚線維芽細胞に及ぼす影響」『日本アロマセラピー学会誌』5（1）34－40、２００６より転載。

＊8 Yvette D. Burke, Pamela Crowell, et al. “Inhibition of pancreatic cancer growth by the dietary isoprenoids farnesol and geraniol”, *Lipids*, 32 (2): 151–156, 1997.

＊9 Robin E. Duncan, Dominic Lau, et al. “Corrigendum to ‘Geraniol and β-ionone inhibit proliferation, cell cycle progression, and cyclin-dependent kinase 2 activity in MCF-7 breast cancer cells independent of effects on HMG-CoA reductase activity’”, *Biochemical Pharmacology*, 68 : 1739–47, 2004.

＊10 Stephanie Carnesecchi, Rui Bras-Goncalves, et al. “Geraniol, a component of plant essential oils, modulates DNA synthesis and potentiates 5-fluorouracil efficacy on human colon tumor xenografts”, *Cancer Letters*, 215: 53-9, 2004.

＊11 Chiung-Huei Peng, et al. “Supercritical fluid extracts of rosemary leaves exhibit potent anti-inflammation and anti-tumor effects”, *Bioscience Biotechnology and Biochemistry*, 71(9): 2223-32, 2007.

＊12 Monica Rosa Loizzo, Rosa Tundis, et al. “Cytotoxic activity of essential oils from labiatae and lauraceae families against in vitro human tumor models”, *Anticancer Research*, 27(5) : 3293-9, 2007.

＊13 Jiao Shen, Katsuya Nagai, et al. "Olfactory stimulation with scent of grapefruit oil affects autonomic nerves, lipolysis and appetite in rats", *Neuroscience Letters*, 380(3):289-94, 2005.

＊14 Amr E. Edris "Pharmaceutical and therapeutic potentials of essential oils and their individual volatile constituents", a review, *Phytotherapy Research*, 21: 308-23, 2007.

＊15 同前

＊16 同前

＊17 日本アロマセラピー学会編『アロマセラピー標準テキスト　臨床編』65ページ、図6・16、丸善出版より転載。

＊18 日本アロマセラピー学会編『アロマセラピー標準テキスト　臨床編』65ページ、図6・15、丸善出版より転載。

＊19 塩田清二、神保太樹ほか「アロマセラピーと痛み」『ペインクリニック』33（4）551－9、2012より転載。

＊20 Deborah Fellowes, Kelly Barnes, et al. "Aromatherapy and massage for symptom relief in patients with cancer", *Cochrane Database Syst. Rev.*, (2):CD002287, 2004.

＊21 Muzamil Ahmad, Seema Yousuf, et al. "Attenuation by *Nardostachys* jatamansi of 6-hydroxydopamine-induced parkinsonism in rats: behavioral, neurochemical, and immunohistochemical studies", *Pharmacology Biochemistry and Behavior*, 83: 150-60, 2006.

＊22 向後利昭、日本アロマセラピー学会編『アロマセラピー標準テキスト　臨床編』67－74ページ

（第7章「小児科」）、アロマセラピー学会・日本アロマケア学会共催1999年度学術総会における田水智子医師による教育講演「アロマセラピーとアトピー性皮膚炎」など。

＊23 向後利昭、同前。

＊24 青 暢子、塩田清二ほか「精油の抗酸化作用について」『日本アロマセラピー学会誌』6（1）55-60、2007より転載。

＊25 同前

第四章　〈香り〉の効能を楽しむ

〜精油の使い方

1　精油を正しく使う

セルフメディケーションとしてのアロマセラピー

これまで医療とアロマセラピーの関係についてお話ししてきました。本書の主たる目的は〈香り〉が脳や体におよぼす影響をわかりやすくお伝えすることです。その一方で、アロマセラピーを生活に取り入れることで、病気の予防や不快な症状を軽減し、いきいきとした人生をおくる助けになることもご理解いただけたのではないでしょうか。

そこで、最終章では、セルフメディケーション（自己治療）としての精油の使い方、楽しみ方をご紹介します。これまで精油をなんとなく使い、それなりに効果があったという方もいらっしゃるでしょう。それに加えて、「何の香りがどう働くのか」のメカニズムがつかめると、より有効に精油を使うことができ、また使い方も広がると思います。

植物の「力」が凝縮された精油

精油とは、植物の花、葉、根、種子、全草などから蒸留ないしは圧搾《あっさく》法で得られる液体です。精油には「油」の文字がありますが、油脂ではありません。植物の芳香化合物を含んだ、脂溶性かつ揮発性で水と混和しない一〇〇％天然植物成分の液体です。

「アロマのかおりの……」というキャッチフレーズのテレビＣＭが流れていますが、アロマセラピーでは合成された香りは使いません。使うのは精油です。

第一章でお伝えしたとおり、嗅覚受容体にとらえられたにおい分子の情報は「一糸球体－一受容体ルール」にのっとり、嗅球表層の空間的に決まった位置にある糸球体に収束して「におい地図」を形成し、そこから脳の各部位に各においの情報として運ばれ、運ばれた先の血液量が増えて機能が活性化します。

合成香料と精油では分子構造が違います。嗅球での「におい地図」が異なるため、脳内の活性化する部位も変わってきます。言い換えれば、化学合成されたローズ香料と天然ローズ精油では、におい分子の「住所」が違うために別な場所に「配達」されてしまうわけです。メディカルアロマセラピーは、精油のにおいによる症状の改善や治療を目的としています。間違った住所、つまり異なる分子構造を持った合成香料では、確実な作用・効果を出すことができません。ですから医療目的には、一〇〇％天然植物成分の精油のみを使用します。

嗅ぐ・塗る・湯に入れる――生活に精油を取り入れる

リラクゼーションや美容目的で精油を使用している方も多いでしょう。これまでの知識に加えて、それぞれの使用法の効果や作用のメカニズムを理解しておくと、ご自身や家族の不調の改善や病気予防に応用できます。

アロマセラピーでもっとも用いられている用法は、空気中に芳香物質を拡散させて呼吸器から有効成分を体に取り込む芳香浴です。これは、アロマセラピーが確立された二〇世紀初頭から変わっておらず、簡便に生活の中に取り入れられます。メディカルアロマセラピーでは花粉症などの呼吸器のアレルギー疾患、不眠やイライラ、うつなどの精神的不調に芳香浴を用います。

自宅で試していただきたいのは、精油を乳化剤で湯に溶けやすくした全身浴、手浴、足浴です。精油成分を皮膚と鼻の両方から吸収でき、また、温かい湯に浸《つ》かることで血行と新陳代謝が改善され、血流にのって有効成分を全身に届けやすくなるからです。

また、終末期のがん患者さんの緩和ケアや、関節や筋肉の痛みなど、整形外科で頻繁に用いられているのがアロマトリートメントです。この手法も皮膚と鼻の両方から有効成分を吸収できます。穏やかな圧を加えたマッサージは、老廃物の排出や浮腫（むくみ）の改善、筋肉のこりを緩和させます。

●芳香浴

芳香浴は三つのルートからヒトの身体に作用します。一つ目は、鼻から入り、嗅粘膜・嗅覚受容体・嗅細胞でにおい分子の情報が電気信号に変換され、嗅神経から嗅球を経て、大脳辺縁系、視床下部に届くルートです。二つ目は、におい分子が気管支や肺組織に直接入り、体循環を経ずに直接的に働く作用。三つ目は、におい分子が肺胞から血液中に溶解し、体循環を通して各臓器・器官に届けられることによる作用です。

芳香浴でもっとも手軽なのは乾式吸入法です。ティッシュに数滴精油を垂らして鼻に近づけて深呼吸をします。このティッシュをそのまま室内に置いておいても効果があります。精油は揮発性ですので、自然に芳香物質が拡散するからです。

精油を霧状にし、あるいは振動によって拡散させるディフューザー（芳香拡散器）も同じ原理です。深めのボウルやマグカップに六〇〜八〇℃のお湯を入れて精油を数滴垂らし、蒸気を吸入する方法は湿式吸入法といいます。乾式・湿式吸入法はともに精油が肌に直接触れないので、希釈せずに使用できます。

●アロマバス

鼻から脳と呼吸器に作用する芳香浴と、肌から有効成分を取り入れる経皮吸収を兼ね備えているのがアロマバスです。湯船にゆっくり浸かる全身浴は、血液循環を促進し、新陳代謝を高めて筋肉のこりなどの解消、疲労回復のほか、発汗とともに老廃物の排出も促します。このお湯に精油を加えると、有効成分を経鼻と経皮の両方のルートから効果的に取り入れることができて、入浴の効果を一層高めます。三八℃程度のぬるめのお湯でのアロマバスは副交感神経優位になるのでリラックス効果が高く、就寝前に入ると、ぐっすり眠れます。

精油は水に溶けにくく、原液が直接肌に触れると皮膚トラブルの原因となる成分を含むものもあるので、安全に使用するためには水と油が混ざるように乳化剤を用います。乳化剤としては無水エタノール、天然塩などが手に入れやすく手軽でしょう。

洗面器などに四〇℃くらいのお湯を入れ、精油を数滴加えてよくかき混ぜてから手だけを浸す手浴は、水蒸気に含まれた芳香物質を鼻から吸引しやすいので、短時間で手軽に行えます。また、足のくるぶし上までを浸す足浴は、四〇～四二℃の熱めのお湯で行います。

図4-1　湿式吸入法*1

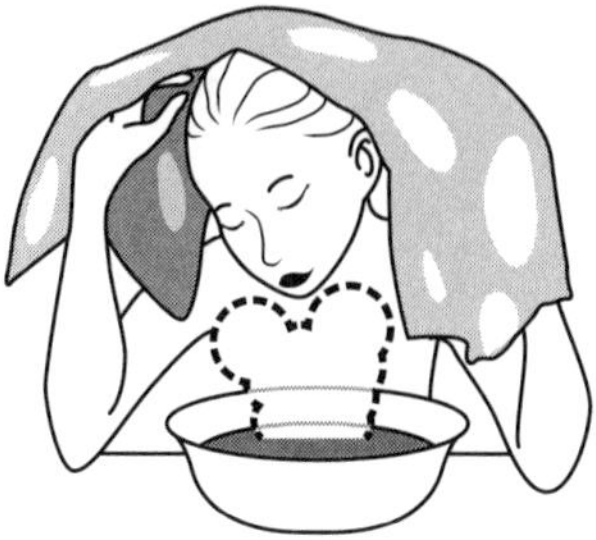

図4-2　全身浴*2

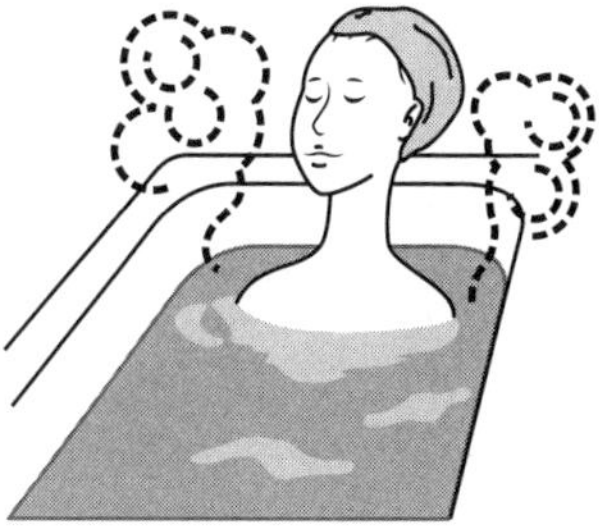

図4-3　手浴*3

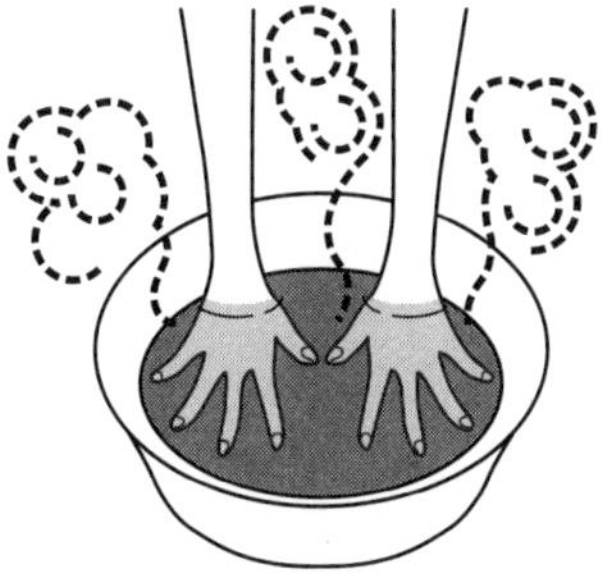

図4-4　足浴*4

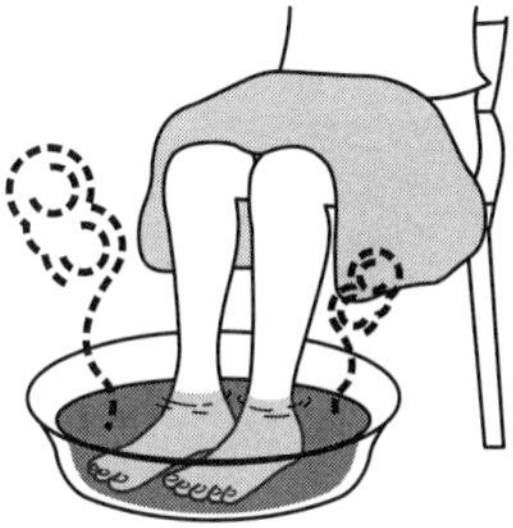

全身浴と同じくらい体が温まり、冷え症の予防や足のむくみへ効果が期待できます。抗菌作用のある精油を使用すると、水虫（白癬《はくせん》症）などのトラブル対策にもなります。

●アロマトリートメント

精油の有効成分を皮膚から直接吸収させるために、精油を植物性のキャリアオイル（希釈油）などに溶かしてマッサージする方法です。精油は脂溶性なので、トリートメントを行うと有効成分が皮下組織に浸透し、毛細血管から血管に入ります。この有効成分が体循環にのって全身に行き渡り、様々な作用をもたらします。身体的には、筋肉の弛緩《しかん》（こりの緩和）、発汗作用、血行促進、利尿作用、浮腫の軽減、痛みの緩和が期待できます。心理的には、精神的なリラクゼーション、感情の解放、施術者とのコミュニケーションの促進などが狙えます。

アロマトリートメント中は揮発成分のにおい分子が鼻から入り、脳（中枢神経）と呼吸器に作用し、さらに施術者が肌に触れることでリラックス効果が高まります。がん性疼痛などの痛みなどは交感神経を刺激して、不眠や筋肉のこわばりなどを招き、さらに症状を増悪させます。こうした症状にトリートメントは有効です。また外から軽い刺激と圧を加えると血液やリンパの流れを促しますから、下肢静脈瘤《かしじょうみゃくりゅう》によるむくみや、がん手術でリンパ節の切除後に起こるリンパ浮腫などの改善にもつながります。

精油の成分には大変強い作用を持つ種類もあります。トリートメントを行う際は、必ずキャリアオイルで希釈したものをパッチテストしてから使用してください。パッチテストとは、下腕の内側などに一滴垂らし、皮膚の変化を観察するテストです。刺激や発赤があった場合は、その精油の使用を避けましょう。原液の直接塗布は皮膚トラブルの原因になりますので、行ってはいけません。精油はボトルから出る一滴がおよそ〇・〇五㎖です。使い始めは一滴か二適を五㎖のキャリアオイルに希釈した濃度一～二％のものを使用しましょう。一般的に成人では二～三％で使用します。

トリートメントは非常に心地良いものですが、感じている以上に体力を消耗します。トリートメント後はいつもより多めに水分を取り、四～五時間は入浴を控えましょう。また、精油によっては光毒作用がありますので、施術後に直射日光を浴びることは避けてください（詳しくは２０３ページ参照）。

コラム❼ 風邪や食中毒予防に効く精油の殺菌力

ある種の精油には抗微生物作用が認められており、殺菌・消毒に用いることができます。精油に含まれる抗菌活性を示す成分はフェノールやアルコールなどの仲間ですので、市販のアルコール除菌剤や消毒薬と似た働きをするのです。中でも注目したいのが、真菌（白癬菌などのカビ）への抗真菌作用です。

なぜ精油には、抗菌作用があるのでしょうか？　それは、精油が細菌や真菌の菌体外膜表面に付着すると、タンパク質を凝固ないしは変性させ、菌を溶解・破壊するからです。タンパク質の中には精油では壊せない構造のものもありますが、その場合は、菌が外部から栄養分を吸収したり菌体内の老廃物を外部に放出するための孔（ポーリン）から内部に入り込み、直接、内部のタンパク質や酵素を凝固・変性させるなどして殺菌します。わかりやすく言えば、菌のタンパク質に接触したとたんに殺菌力を発揮する即効性の高い消毒剤＝精油、と考えてよいでしょう。

ただし、菌と接触しなければ効力を発揮しないので、精油をアルコールで希釈し、それを精製水で薄めたリフレッシュナーを直接スプレーすることで除菌・殺菌・抗菌効果が期待できます。インフルエンザや風邪が流行しているときは、室内へのスプレーや、食卓に噴霧してふきんがけをするのが効果的です。

殺菌消毒で扱いやすいのはティートリーの精油です。菌の殺傷能力が高いわりに、クローブやオレガノの精油に比べると人体に対する毒性が低いからです。

2　精油選びで知っておきたいこと

「情報」が多い精油を選ぶ

アロマセラピーでは第三章でお伝えしたように、疾患や症状、得たい効能によって用いる精油が異なります。精油は生理学的、神経科学的、薬理学的に効果を示します。これまではアロマセラピーの歴史の中で蓄積した経験的知見によって用いる精油やブレンドを決めてきましたが、最近は科学的根拠（エビデンス）に基づいて、より確実かつ安定的に症状を改善する精油、あるいは精油のブレンドを選択できるようになりました。

治療や看護を目的としたメディカルアロマセラピーでは精油の品質が重要視されています。アロマセラピーが一般的に認知され、精油が身近になって簡単に購入できるようになりましたが、残念ながらメディカルアロマセラピーで使用する品質基準に達していない商品も少なからず流通しているのが現状です。

メディカルアロマセラピーで使用する場合は治療や看護に適しているかを、以下のような項目の情報から判断しています。

●学名

治療目的で使用するので、精油の原料となる植物の正式な学名が表記されたものを選びます。たとえば、一口にラベンダーといっても、様々な種類のものが存在し、異なる種類では用いられ方が変わってきます。また、アロマセラピーでよく用いられ、名前から混同して誤用されやすいのがカモミールです。カモミールには三種類の精油があります。いずれもキク科ですが化学成分が異なるので、効能が異なります。

〈ラベンダー〉

・*Lavandula angustifolia*（日本語表記：ラベンダー、トゥルーラベンダー、真正ラベンダー）
・*Lavandula hybrida*（日本語表記：ラベンダー、ラバンジン、ラバンジンスーパーなど）
・*Lavandula latifolia*（日本語表記：ラベンダー、スパイクラベンダーなど）
・*Lavandula stoechas*（日本語表記：ラベンダーストエカス、フレンチラベンダーなど）

〈カモミール〉
・*Anthemis noblis (Chamaemelum nobile)*（日本語表記：カモミール、カモミールローマンなど）
・*Matricaria chamomilla (Matricaria reutita)*（日本語表記：カモミール、カモミールジャーマンなど）
・*Ormensis mixta (Anthemis mixta)*（日本語表記：カモミール、カモミールモロッコ）

●抽出部分

同じ植物からでも抽出部位によって性質が異なります。代表的な例はビターオレンジで、花からの抽出は「ネロリ」、葉からは「プチグレン」、果皮からは「ビターオレンジ」と、精油の名称も異なります。果汁からも精油が抽出されますが、食品香料としてのみ使用されます。

●**産地**

たとえば同じ種類のミカンでも、産地によって味が違うことにお気づきでしょう。精油にもそれと同様のことが起こり、生産地の土壌や気候によって性質が異なってきます。その代表例がバジルです。*Ocimum basilicum* から抽出される精油は四種類あります。産地によっては有害な成分が含まれている可能性があるので、産地の確認は欠かせません。

また、同じ植物でも遺伝的な形質の違いによって成分が異なることがあります。これをケモタイプと呼びます。代表的な例として、ローズマリーには数種のケモタイプがありますが、それぞれ含有する成分の比率や量が異なるため、香りの印象も違います。また、薬理作用の表れ方も変わってくるのです。

ケモタイプを判断するためには、それぞれの成分の違いを知ることが必要です。アロマセラピーが医療として認められているフランスでは精油の品質確保のために品質基準が設けられ成分表が添付されています。しかし日本では現状、雑貨扱いなので、ごく一部の精油のみにしか添付されていません。

〈産地によって成分が異なるバジル〉

・フレンチバジルまたはヨーロピアンバジル、スイートバジル：高濃度のリナロールを含み、アロマセラピーに安全に使用できます。

・エキゾチックバジル、レユニオンバジル：コモロ諸島、マダガスカル、タイ、セイシェルで蒸留されるバジルです。高濃度のメチルカビコールを含みます。メチルカビコールは皮膚刺激性があり、発がん物質でもある可能性が指摘されています。

・メチルシナードバジル：インド、ハイチ、グアテマラなどで抽出されます。

・オイゲノールバジル：ロシア、エジプト、モロッコで蒸留。メチルカビコールを含みます。

〈ローズマリーのケモタイプの例〉

・ボルネオール型

・カンファー型

・1,8‐シネオール型
・ベルベノン型

それぞれに特徴的に含まれる成分構成をいかして、適用目的によって使い分けます。カンファー型は筋肉痛、1,8‐シネオール型は呼吸器系のうっ滞に、ベルベノン型は細胞再生作用が高いためスキンケアに用いられます。

●抽出法

抽出法によって精油の成分が変性する場合があります。主な抽出法は水蒸気蒸留法と圧搾法です。詳しくは１９２～１９６ページをご参照ください。

●品質

アロマセラピーで使用する精油で最重要なのが品質です。精油を選ぶ際は次の二点に留意してください。

〈不純品と混合品〉

不純品とは農薬など、混合品とは精油成分と類似の合成成分を含むものです。いずれも本来なら安全である精油が毒性を示すことがあります。過去のケースでは、使用時のアレルギー反応が精油成分によるものではなく、植物に使用されていた農薬が原因だったことがありました。

〈劣化〉

精油の劣化の三大要因は酸素、熱、光です。精油が酸素に触れることで起こる劣化を酸化と呼び、柑橘系やパインの精油などモノテルペン炭化水素を多く含む精油で起こりやすい現象です。酸化は酸素だけでなく光でも起こり、精油の薬理効果が減少するわけではないですが、毒性が強められる場合があります。これを光毒性といいます。

精油の劣化を防ぐために、遮光瓶入りの精油を選んで使用後はしっかりとフタをし、冷暗所で保存します。また、精油の芳香物質は揮発性ですので、半年から一年で使い切る分量を購入しましょう。

植物の「力」を壊さず取り出す——精油の抽出法

精油は水蒸気蒸留法、ないしは圧搾法で製造されます。なぜ、この二つの製法が用いられているかというと、植物の持つ天然成分は熱によって変質しやすいので、できるだけ加熱せずに製造しなければならないからです。

●水蒸気蒸留法

精油の製造で主に用いられているのは水蒸気蒸留法です。原料植物を入れた蒸留釜に、下部から水蒸気を直接通して採取します。植物の多数の芳香化合物（揮発性）と水蒸気の圧力の和が、蒸留釜内部の圧と等しくなると、芳香化合物と水蒸気に溶け込んだ水溶性の植物成分が蒸留釜上部にある細い管を昇っていき、冷却器で冷やされて、タンクに溜まります。タンクの中では、上部に水よりも比重の軽い精油が浮かび、下部に植物成分が溶け込んだ芳香蒸留水の二層に分かれます。上部を分離脱水して、ようやく精油ができあがります。下部に溜まった芳香蒸留水にも植物の有効成分が溶け込んでいますので、化粧水や化粧品原料として用いられます。

この方法ですと植物原料が水の沸点である一〇〇℃以上に熱せられることがなく、沸点が三六〇℃くらいの化合物でも蒸留ができるので、熱による植物成分の変性がほとんど起こりません。ちなみに、精油を採取した後の植物原料は産業廃棄物になるわけですが、その処理においても、プラスチックや鉱物原料と違って自然環境に負担をかけません。精油製造者の中には、こうした植物原料を堆肥化して循環型農業に利用する会社も出てきています。

精油は大量の原料から、わずかしか抽出できません。たとえば、ローズ精油を一g採取するには、四～五kgの花弁が必要だといわれています。それだけ大量の原料が必要なため、精油はどうしても高価なものになるのです。

●直接蒸留法

直接蒸留法では、蒸留釜に原料植物が十分浸かるまで水を加え、釜を直接加熱します。水蒸気蒸留法と同様に、芳香化合物と水溶性の植物成分が溶け出した水蒸気を冷やし、精油と芳香蒸留水を採取します。水蒸気蒸留に比べて、蒸留時間が長く、植物原料を水で煮るので、エステルなどの化合物は分解されてしまいます。この方法で抽出される精油はローズオットーです。

●溶媒抽出法

ペンタンやヘキサンといった有機溶媒を用いて、精油を抽出する方法で、この方法で得た精油は名前に「アブソリュート」（無水の、という意味）とつけられます。溶媒抽出では、分子量の大きい炭化水素も同時に抽出されるため、低温でアルコール処理を行い、不要物である炭化水素を除きます。

溶媒抽出は熱や蒸留により分解しやすい化合物、あるいは蒸留では得られない芳香化合物を取り出すことができます。この方法で抽出される精油の代表例はジャスミンです。

●圧搾法

果皮に多量の精油が含まれている、オレンジやレモンなどの柑橘類の精油を採取する際に用いられる方法です。ホホバオイルやスイートアーモンドオイルなどのキャリアオイル（希釈用植物オイル）もこの方法で製造されます。

●超臨界抽出法

比較的新しい抽出法が、この超臨界抽出法です。物質には液体と気体が共存できる臨界温度と臨界圧力があります。この臨界点を超えた流体（超臨界流体）を利用して抽出します。もっとも超臨界流体として使用されているのは液化炭酸ガスです。液化炭酸ガスは低温で超臨界状態になるので、熱に弱い成分を抽出できます。この方法は食用ごま油の製造に利用されています。

●低温真空抽出法

二一世紀に入って日本で開発された、最新かつもっとも効率性の高い抽出法です。利点は、①四〇℃前後の低温で抽出するため、熱に弱い精油成分を自然に近い形で取り出すことができる、②溶剤や水蒸気などを一切使用しないので、一〇〇％原料由来の芳香成分抽出が可能、③抽出機器が比較的安価で、操作も簡単、④精油の抽出率を比較すると、水蒸気蒸留法が〇・〇五％、超臨界抽出法が〇・一％に対して、低温真空抽出法は〇・五％と非常に効率的なことです。

実際に私たちの研究室では沖縄産の柑橘類シークヮーサーから、水蒸気蒸留法、超臨界抽出法、低温真空抽出法でそれぞれ精油を採取し、成分分析を行いました。その結果、低温真空抽出法は他の二つと比較して、きわめて有効に成分を保持することがわかりました。低温真空抽出法が広まれば、現在より質の良い精油を、比較的安価な初期投資で採取することが可能になり、日本発の精油が各国のアロマセラピー最前線で多用される日が来るかもしれません。

コラム❽ フレグランスの香料は天然？ 合成？

オーデコロンなどフレグランスは、様々な芳香成分を各社の調香師がしのぎを削ってブレンドし、製品をつくっています。しかし、その芳香成分の多くは化学的に合成された合成香料です。合成香料を使用する理由は、天然成分一〇〇%の精油に比べて格段に安価で大量生産できることと、香りが安定していることにあります。精油は原料の一〇〇%が植物なので、栽培する土地やその年の作柄や気候で、香りに差が生じるからです。

私たちは合成香料のにおいに囲まれています。フレグランスや化粧品だけでなく、洗剤などの日用品にもたくさん使われています。合成香料がもっとも多用されているのは、食品です。清涼飲料水のさわやかなフルーツの香りもそうですし、スナック菓子の食欲をそそる香りも合成香料によるものです。こうした合成香料は香料メーカーが製造していて、その売上のかなりの割合は、食品向け香料が占めています。

こうした合成香料と精油の芳香物質の構造は違いますから、どちらも「いい香り」と感じたとしても、合成香料はメディカルアロマセラピーでは使いません。

3　精油成分の作用と副作用

精油成分の特徴を知る

精油に含まれている成分にどういう作用があるかは、ある程度、わかっています。しかし、精油は複数の芳香成分の集まりであり、また、作用が明らかな成分を化学的に抽出し、単体で使用しても狙いどおりの効果や作用が現れないことも多いのです。とはいえ、含まれている主要成分が効果・作用の目安になります。また、ほとんどの施術では精油を数種類ブレンドして使用するので、相乗効果が期待できるもの、拮抗関係にあって作用を打ち消すものといった知識があると、より効果的に使用できます。

精油に含まれている有機化合物は炭素（C）を含む化合物です。たとえば、精油にもっとも多く含まれているテルペン類はイソプレン単位（C原子五個、H原子八個からなる分子式：C_5H_8）の倍数で構成されています。そのほかに、鎖状炭素骨格に水酸基（OH）が結合したものがアルコール類、環状炭素骨格に水酸基が結合したものがフェノール類、有機酸とアルコールがエステル結合したものがエステル類、環状構造の中に酸素原子（O）を持つオキシド類、鎖状炭素骨格が結合したアルデヒド類といったふうに、いくつものグループに分かれています。

このような精油の主成分の化学構造は、ベストな状態で精油を使用し、確実に効果・作用を引き出す必要のあるメディカルアロマセラピーでは必須の知識です。セルフメディケーションでは精油の主要成分の分子式の知識は必ずしもいるわけではありませんが、分子構造によって酸化傾向や揮発性の高低などの特徴があることを知っておくと良いでしょう。また、精油成分の有機化合物のグループとその作用、またその成分を多く含む精油の種類をつなげて覚えておくと、症状や不調に合わせた精油をより確実に選択できるようになるのではないでしょうか。

●モノテルペン炭化水素　$C_{10}H_{16}$
【作用】消毒、殺菌、抗ウイルス、抗炎症
【成分名】オシメン、カレン、サビネン、テルピネン、ピネン、ミルセン、リモネンなど
【多く含まれている精油】グレープフルーツ、ジュニパーベリー、スイートオレンジ、ティートリーなど

●セスキテルペン炭化水素　$C_{15}H_{24}$
【作用】消毒、抗菌、抗炎症、鎮静
【成分名】カリオフィレン、カマズレン、ゲルマクレン、サンタレン、テルピノレン、パチュレン、ファルネセン、ブルネセン、ベルガモテン、ボルボネンなど
【多く含まれている精油】カモミールジャーマン、クローブ、サンダルウッド、パチュリなど

●モノテルペンアルコール　$C_{10}H_{18}O$

【作用】抗菌、抗真菌、抗ウイルス、免疫賦活、強壮、駆虫

【成分名】ゲラニオール、シトロネロール、テルピネオール、テルピネン-4-オール、ネロール、ボルネオール、メントール、ラバンジュロール、リナロールなど

【多く含まれている精油】ゼラニウム、ティートリー、パルマローザ、ペパーミント、ラベンダー、ローズなど

●セスキテルペンアルコール　$C_{15}H_{28}O$

【作用】抗炎症、消毒、強壮、刺激

【成分名】サンタロール、セドロール、ネロリドール、パチュロール、ビサボロールなど

【多く含まれている精油】カモミールジャーマン、クラリセージ、サイプレス、サンダルウッド、ニアウリ、ネロリなど

●エステル類

【作用】鎮痙《ちんけい》（けいれんの鎮静）、神経に対する鎮静、抗炎症、抗真菌

【成分名】酢酸ゲラニル、酢酸ベンジル、酢酸リナリル、サリチル酸メチルなど
【多く含まれている精油】イランイラン、カモミールローマン、クラリセージ、ジャスミン、ベルガモットなど

●オキシド類
【作用】去痰、呼吸器と消化器への刺激
【成分名】1,8－シネオール（ユーカリプトール）、アスカリドール、リナロールオキシドなど
【多く含まれている精油】カモミールジャーマン、ニアウリ、ユーカリ・ラジアータ、ユーカリ・グロブロス、ローズマリーカンファーなど

●アルデヒド類
【作用】抗炎症、鎮静、血管拡張、強壮、解熱
【成分名】ゲラニアール、シトラール、シトロネラール、ネラール、アニスアルデヒド、クミンアルデヒド、桂皮《けいひ》アルデヒドなど
【多く含まれている精油】シトロネラ、ミルラ、レモングラス、レモンユーカリなど

●ケトン類
【作用】去痰、鎮静、鎮痛、粘液溶解、消化、創傷の治癒
【成分名】アトラントン、カンファー、クリプトン、ジャスモン、ツヨン、ヌートカン、ピノカルボン、メントンなど
【多く含まれている精油】カモミールジャーマン、カンファー、セージ、ヒソップなど

●フェノール類
【作用】消毒・防腐、抗菌、抗真菌、抗ウイルス、免疫賦活、殺菌
【成分名】オイゲノール、カルバクロール、チモールなど
【多く含まれている精油】オレガノ、クローブ、タイム、バジルなど

体と心に効く〈香り〉は嗅覚が知っている

現在、約二五〇〜三〇〇種類の精油があるといわれています。香料として使用できても、中には刺激性や毒性が強く、アロマセラピーに使用できない精油もあります。また、アロ

マセラピーで使用する精油にも、精油かぶれなど副作用の出るものがあります。精油によっては用量や取り扱いに注意が必要です。

柑橘類やセリ科の精油でフロクマリンという成分を含有しているものには光毒性があります。光毒性のある精油の主な副作用は光接触性皮膚炎で、精油を希釈したキャリアオイルを塗布したところに日光が当たると炎症を起こします。ベルガモット精油に含まれるベルガプテン（フロクマリン類の一種）には強い光毒性があるので、この成分をある程度除去した製品も販売されています（FCF［フロクマリンフリー］と表示されています）。ただしFCF精油も、フロクマリンを一〇〇％除去できているわけではないため、光毒性には注意して使用してください。そのほか、ライム、グレープフルーツ、レモン、セリ科のアンジェリカルートなどにも光毒性があります。

ジュニパーベリーやブラックペッパー、スイートフェンネル、セージなどは長期使用による肝臓障害や腎臓障害、イランイランでは大量使用による頭痛や吐き気などが報告されています。安全に使用するために、用法用量に注意しましょう。

医療現場で用いるメディカルアロマセラピーの一端を知っていただくために、少々難しい話をあえてしました。なぜなら、日本では医療目的としてのアロマセラピーの意識と知識が徹底されていないため、精油による不要なトラブルが起こっているからです。

アロマセラピーが統合医療のメインプレイヤーとなり、みなさんの健康と病気予防、あるいは症状の改善に貢献するためには、医療従事者だけでなく一般の人たちにもまた、正しい知識を得てほしいと思っています。精油は植物の芳香成分がぎゅっと凝縮されているので、強い作用があります。このことを認識されていない方もまだまだ大勢いらっしゃいます。知識不足でせっかくの植物の持つ「力」を働かせることができず、場合によっては、前述したような副作用が出てしまい、アロマセラピーに対する信用を損なってしまっているのが残念でなりません。

繰り返しになりますが、精油の〈香り〉はダイレクトに脳に働きかけます。体調や精神状態は日々めまぐるしく変わります。セルフメディケーションとして使用するときは、まず精油のボトルから、直接、香りを嗅いでみてください。昨日「良い香り」と感じた精油が、今日は心地良く感じない場合があることに気づくでしょう。

脳には外部の刺激を「自分にとって良いものかどうか」、自動的に判断する機能があります。つまり、「良い香り」と感じる精油が、そのときの体や心が欲している香りである可能性が高いのです。良い香りに包まれて、心身ともにリラックスすると施術の効果も高まります。アロマセラピーの正しい基礎知識を活用し、病気や不調に悩まされない生活をしていただきたいと願っています。

注

＊1　日本アロマセラピー学会編『アロマセラピー標準テキスト　基礎編』44ページ、図3・5、丸善出版より転載。
＊2　日本アロマセラピー学会編『アロマセラピー標準テキスト　基礎編』45ページ、図3・6、丸善出版より転載。
＊3　日本アロマセラピー学会編『アロマセラピー標準テキスト　基礎編』46ページ、図3・7、丸善出版より転載。
＊4　日本アロマセラピー学会編『アロマセラピー標準テキスト　基礎編』46ページ、図3・8、丸善出版より転載。

おわりに

本書の目的は、においが私たちの心と体に与える影響を医療的見地からお伝えすることでした。とりわけ、においが脳に与える影響について、興味深く感じていただけたならば幸いです。

脳は全身をコントロールする司令塔です。目や耳、鼻などの感覚器から入ってきた情報（刺激）を適切に処理し、体温や内臓の働きの調節、あるいは、思ったように体を動かせるのも脳が各器官を制御しているからです。このように、脳は常に「動物が生き残っていくための有利な行動」を選択するようにできています。

五感の中でも「におい」、嗅覚系の刺激をもっとも強く受ける脳の部位は大脳辺縁系です。これは発生学的に大脳の中でもっとも古い部位とされ、ヤツメウナギなどの円口類《えんこう》以上の脊椎動物すべてに存在します。喜怒哀楽や、驚き、恐れ、嫌悪などの本能的な感情と、こうした感情にともなって顔色が変わったり、脈拍や呼吸が速くなったりする生理的な反応の指令を出すのが大脳辺縁系です。これだけ進歩した現代医療においても、この古い脳への「におい」の働きかけに関して年を追うごとに注目と期待が集まってきていることを、より多くの読者に理解していただきたいと思ったのが、本書の執筆のきっかけでした。

医療は「病気の原因を治癒する」「現れている症状を消失ないしは緩和させる」ことを目指した、対症療法を確立させることで進歩を重ねてきました。かつては不治の病とされていたがんも、今や治せる病気になりつつあります。今後の医療の発展にともなって、こうした難治性疾患の中には「治せる病気」になっていくものも数多いでしょう。その一方で、医療が進歩すればするほどに、難治性の病気や緩和困難な症状の存在が浮き彫りになっています。アロマセラピー、特に医療を目的としたメディカルアロマセラピーが、こうした疾患や症状に対しての代替補完医療として、実際に効果を上げ、医療機関での導入が世界中で進んでいます。これからは日本でも、メディカルアロマセラピーの統合医療のメインプレイヤーとしての地位を確かなものにして、患者さんの生活の質（ＱＯＬ）と日常生活動作（ＡＤＬ）を改善や向上につなげることが早急に求められていると、私は考えています。

読者のみなさんの中にはアロマセラピーを含めた代替補完医療の研究は、科学の進歩と逆行する行為と感じる人がいるかもしれません。しかしながら、日々、研究室で実験を重ねていると、私のような解剖学の専門家でも「こんなに瞬時に脳が反応するのか」という驚きの連続です。ラットやマウスとヒトの安易な比較はできませんが、大脳辺縁系は知的活動以前の動物の行動決定、つまり「生きるための本能」に大きく関与する部位ですので、将来的に、嗅覚の脳におよぼす作用はヒトへの応用が大いに期待できるのではないでしょうか。現代西洋医療がX線などによる画像診断、生化学的数値による指標、病気の原因となる物質やウイルスの同定など「目に見える」ようになって進歩したのと同じことが、アロマセラピーの研究でも起こっており、においが脳に与える影響もリアルタイムに画像で判断できるようになってきました。ヒトにおける臨床研究は始まったばかりですし、実施への壁は厚いでしょうが、これからは加速度的に研究が進み、臨床応用に結びついていく手応えを感じています。なぜかというと、日本はアロマセラピーの基礎研究と臨床研究においで、世界の中でも最前線を走っていると自信を持っていえるからです。

たとえば、私が理事長を務める日本アロマセラピー学会は、アロマセラピーを日本の医療に応用するために、臨床医を中心に設立された医療従事者の学術団体です。医療分野に応用するためには科学的根拠（エビデンス）に基づいたものでなければならないという志を持つ学会会員が集い、積極的な活動を行ってきました。一九九七年の学会設立から一五年が経過し、アロマセラピーの医学的研究はますます活性化しています。国際的にも影響力のある論文や成果発表が次々に行われています。メディカルアロマセラピーについて理解を深めていただけるよう、学会にご協力いただいている医療施設、メディカルグレードの精油を扱っている販売会社を、巻末に付録として掲載しましたのでご参照ください。

最後に本書の執筆は、次の方々の協力なしには実現できませんでした。精油の効果・効能の研究で、抗酸化については佐藤和恵氏（昭和大学医学部第一解剖学客員教授）、認知症については神保太樹氏（昭和大学医学部第一解剖学講師）、がんについては青暢子氏（昭和大学医学部生化学）にお世話になりました。本書の構成から一般書としてまとめるまで、お世話になった東海左由留さんにもお礼申し上げます。また、医療界の中で閉じられたままになりがちの研究について、一般の方々にわかりやすい解説書執筆の機会をくださった、NHK出版と担当編集者の松原あやかさんに感謝いたします。

塩田清二

付録

メディカルアロマセラピーを導入している医療施設

医療法人ならの杜　たんぽぽクリニック
宮城県仙台市泉区
上谷刈赤坂6-102
☎022-772-2181
◎呼吸器内科・緩和ケア内科・放射線科

うきた産婦人科医院
石川県金沢市新神田4-7-25
☎076-291-2277
◎産科・婦人科・女性外来

浦田クリニック
富山県魚津市本江1-26
☎0765-22-5053
◎内科・整形外科・統合医療科

カンナ訪問看護ステーション
千葉県千葉市中央区
仁戸名710-2
☎043-497-2101
◎訪問看護

八街こどもクリニック
千葉県八街市東吉田517-57
☎043-440-6681
◎小児科・アレルギー科・内科

エンジェル母乳相談室
埼玉県さいたま市緑区原山2-33-8
浦和パークハイツ4-207
☎048-607-0851
◎助産院

シロタ産婦人科
神奈川県座間市相武台1-52
☎046-253-3511
◎産科・婦人科

メディカルアロマ&リフレ
Tori
神奈川県横須賀市
湘南国際村1-21-24
☎046-802-8181
◎訪問アロマ

川島産婦人科医院
東京都江戸川区平井3-25-18
☎03-3681-7848
◎産科・婦人科

くどうちあき
脳神経外科クリニック
東京都大田区大森北1-23-10
☎03-5767-0226
◎心療内科・整形外科・訪問看護・
脳神経外科・神経内科

医療法人社団孝敬会
朱クリニック
東京都葛飾区亀有5-26-1
☎03-5613-2588
◎内科・外科・リハビリテーション科・
統合医療科

順天堂大学医学部付属
練馬病院
東京都練馬区高野台3-1-10
☎03-5923-3111
◎人工腎臓センター

仁成会 高木病院
東京都青梅市今寺5-18-19
☎0428-31-5255
◎内科（西井貴誠医師）

医療法人社団健人会
横倉クリニック
東京都港区芝5-13-13
サダカタビル3階
☎03-3456-2705
◎健康外来

小牧市民病院
愛知県小牧市常普請1-20
☎0568-76-4131
◎緩和ケアチーム

近藤ゆか耳鼻咽喉科
岐阜県岐阜市野一色6-8-6
☎058-245-3939
◎耳鼻咽喉科

医療法人
大平産婦人科
大阪府堺市南区桃山台4−2−1
☎072−299−1103
◎産科・婦人科

大本助産所　菩提樹
大阪府大阪市東淀川区
東中島4−12−11
☎06−6326−2202
◎産科・婦人科・女性外来

大門医院
兵庫県宝塚市栄町1−17−8−2
☎0797−86−0881
◎産科・婦人科・内科・小児科・
在宅支援診療所

愛媛大学医学部附属病院
愛媛県東温市志津川
☎089−964−5111
◎緩和ケアセンター

公立学校共済組合
四国中央病院
愛媛県四国中央市川之江町2233
☎0896−58−3515
◎産科・婦人科・整形外科・
アロマ外来・病棟・ターミナルケア

川口メディカルクリニック
岡山県岡山市北区大供2−2−16
☎086−222−0820
◎内科

医療法人
産科婦人科シモムラ医院
福岡県筑紫郡那珂川町道善1−36
☎092−953−1111
◎産科・婦人科

つみのり内科クリニック
鹿児島県鹿児島市中山町5157
☎099−266−0611
◎内科・循環器科

メディカルグレードの精油の販売会社

健草医学舎株式会社
東京都板橋区小豆沢1-13-5
☎03-3558-1444

エンハーブ（株式会社 コネクト）
東京都千代田区麴町2-6-5
麴町ECKビル
☎0120-184-802
http://www.enherb.jp

株式会社 生活の木
東京都渋谷区神宮前6-3-8
☎03-3409-1781

株式会社 アロマアンドライフ
埼玉県さいたま市浦和区
前地3-6-17
☎048-881-8266

株式会社 アロマコミュニティ
埼玉県熊谷市榎町153
☎048-528-0282

有限会社 フレッシュ
埼玉県狭山市
下奥富531-2-806
☎042-952-7141

株式会社 彩生舎
滋賀県近江八幡市鷹飼町北2-2-4
☎0748-31-2581

ロート製薬株式会社
大阪府大阪市生野区巽西1-8-1
☎06-6758-1231

アロマラボ株式会社
大阪府大阪市中央区伏見町3-2-8
池芳ビル5階
☎06-6121-6761

株式会社 ワンズ
大阪府岸和田市大北町13-10
☎072-426-4141

編集協力　東海左由留（ＳＣＲＩＶＡ）
校正　酒井清一
本文ＤＴＰ　佐藤裕久
図版作成　原　清人

塩田清二 しおだ・せいじ
湘南医療大学薬学部教授。
1974年に早稲田大学教育学部生物学研究科卒業後、
新潟大学大学院理学研究科修士課程修了、
昭和大学医学部第一解剖学講座にて医学博士号取得。
米国チューレン大学客員教授などを経て、現職に至る。
日本アロマセラピー学会理事長、日本統合医療学会副理事長、
日本糖尿病・肥満動物学会常務理事などをつとめる。
専門は神経ペプチドを中心とした神経科学。

NHK出版新書 385

〈香り〉はなぜ脳に効くのか
アロマセラピーと先端医療

2012年 8 月10日 第 1 刷発行
2023年 1 月15日 第17刷発行

著者 塩田清二 ©2012 Shioda Seiji
発行者 土井成紀
発行所 NHK出版
〒150-0042東京都渋谷区宇田川町10-3
電話 (0570) 000-321(問い合わせ) (0570) 000-321(注文)
https://www.nhk-book.co.jp (ホームページ)

ブックデザイン albireo
印刷 啓文堂・近代美術
製本 二葉製本

Printed in Japan ISBN978-4-14-088385-3 C0240

NHK出版新書好評既刊

赤ちゃんはなぜ父親に似るのか
育児のサイエンス
竹内 薫

新米パパが科学知識を武器に育児をしたら!? 自身の体験を交え、妊娠・出産・育児にまつわるエピソードを多数紹介した抱腹絶倒のサイエンス書。

382

俳句いきなり入門
千野帽子

「作句しなくても句会はできる」「季語は最後に決める」。きれいごと一切抜き。言語ゲームとしての俳句を楽しむための、ラディカルな入門書。

383

帰れないヨッパライたちへ
生きるための深層心理学
きたやまおさむ

私たちの心をいまだ支配しているものの正体を知り、真に自立して生きるための考え方を示す。きたやま深層心理学の集大成にして最適の入門書。

384

〈香り〉はなぜ脳に効くのか
アロマセラピーと先端医療
塩田清二

いい香りを「嗅ぐ」だけで認知症が改善し、がん患者の痛みがやわらぐ。各界から注目の、〈香り〉の医学のメカニズムを明らかにした画期的な一冊。

385

ケインズはこう言った
迷走日本を古典で斬る
高橋伸彰

ケインズなら、日本経済にどのような処方箋を書くか? マルクスやハイエクとの比較もまじえ、現代に生きる古典の可能性を探る刺激的な書。

386